Pierre Célestin Mutinsumu Mufeng

Guia prático de nutrição em ambientes de saúde na RD Congo

Pierre Célestin Mutinsumu Mufeng

Guia prático de nutrição em ambientes de saúde na RD Congo

Elaboração de cardápios e alimentos terapêuticos

ScienciaScripts

Imprint

Cover image: www.ingimage.com

This book is a translation from the original published under ISBN 978-620-6-72251-9.

Publisher:
Sciencia Scripts
is a trademark of
Dodo Books Indian Ocean Ltd. and OmniScriptum S.R.L publishing group

120 High Road, East Finchley, London, N2 9ED, United Kingdom
Str. Armeneasca 28/1, office 1, Chisinau MD-2012, Republic of Moldova, Europe
Printed at: see last page
ISBN: 978-620-8-12681-0

ACRÓNIMOS

ADA : American Diabetes Association

ASPEN : American Society for Parenteral and Enteral Nutrition

ANR : Apports Nutritionnels de Référence

ESPEN : European Society for Clinical Nutrition and Metabolism

FAO : Food and Agriculture Organisation

IG : Indice glycémique

IMC : Indice de Masse Corporelle

MNA : Mini Nutritional Assessment

SGA : Subjective Global Assessment

NRS : Nutritional Risk Screening

MUST : Malnutrition Universal Screening Tool

MII : Maladies Inflammatoires Intestinales

MPSMRM : Ministère du Plan et Suivi de la Mise en œuvre de la Révolution de la Modernité

MSP : Ministère de la Santé Publique

RNJ : Recommandations Nutritionnelles Journalières

RDC : République Démocratique du Congo

RUTF : Ready-to-Use Therapeutic Food

VIH : Virus d'Immunodéficience Humaine

SIDA : Syndrome d'Immunodéficience Acquise

WHO : World Health Organisation

UNU : Université des Nations Unis

PREFÁCIO

Num mundo em que a nutrição desempenha um papel fundamental na saúde e no bem-estar dos indivíduos, a qualidade dos cuidados nutricionais prestados nos estabelecimentos de saúde é de extrema importância. Na República Democrática do Congo (RDC), um país rico em recursos mas que enfrenta desafios sanitários consideráveis, a necessidade de uma abordagem eficaz da nutrição nos estabelecimentos de saúde é mais premente do que nunca.

É neste contexto que foi criado o "Guide Pratique de la Nutrition en Milieu de Soins en République Démocratique du Congo: Préparation des Menus et Aliments Thérapeutiques". Resultado de um trabalho de colaboração entre profissionais de saúde, nutricionistas e especialistas em alimentação, este guia tem como objetivo preencher uma grande lacuna nos recursos disponíveis para os profissionais de nutrição e profissionais de saúde na RDC.

Este guia prático oferece uma abordagem holística da nutrição no contexto dos cuidados de saúde, centrando-se na preparação de menus e alimentos terapêuticos adaptados às necessidades específicas dos doentes. Ao fornecer recomendações detalhadas, conselhos práticos e exemplos concretos, dá aos profissionais as ferramentas necessárias para otimizar a nutrição dos doentes e, assim, contribuir para a sua recuperação e bem-estar.

Estamos convencidos de que este guia será um recurso valioso para todos os que trabalham no sector da saúde na RDC, desde médicos e enfermeiros a dietistas/nutricionistas e gestores de serviços alimentares. Ao adotar uma abordagem de colaboração e ao pôr em prática as recomendações deste guia, podemos trabalhar em conjunto para melhorar a qualidade dos cuidados nutricionais e promover a saúde e o bem-estar da população congolesa.

Gostaríamos de expressar a nossa gratidão a todos aqueles que contribuíram para o desenvolvimento deste guia, bem como a todos aqueles que estão a trabalhar incansavelmente para melhorar a nutrição na RDC. Que os conhecimentos e as práticas partilhados neste guia ajudem a preparar o caminho para um futuro mais saudável e mais próspero para todos.

Signature

Nicolas Taba Kalulu

Professor Emérito/Universidade de Kinshasa

Índice

Capítulo 1: INTRODUÇÃO GERAL

O Guide Pratique de la Nutrition en Milieu de Soins en République Démocratique du Congo : Préparation des Menus et Aliments Thérapeutiques é um recurso essencial para os profissionais de saúde e nutricionistas que trabalham no domínio dos cuidados de saúde na República Democrática do Congo (RDC). O guia tem como objetivo fornecer orientações práticas e recomendações específicas para assegurar uma nutrição adequada aos pacientes em contextos de cuidados de saúde, com ênfase na preparação de menus equilibrados e na formulação de alimentos terapêuticos.

A importância da nutrição no processo de cura e recuperação dos doentes está bem documentada, e isto é particularmente verdade em ambientes de cuidados de saúde onde os doentes podem ser vulneráveis à desnutrição devido a doença, cirurgia ou outros factores. Na RDC, onde os recursos podem ser limitados e as necessidades nutricionais podem ser mal compreendidas ou ignoradas, um guia prático como este torna-se ainda mais crucial.

Este guia aborda vários aspectos da nutrição em ambientes de cuidados de saúde, incluindo o planeamento de refeições adaptadas às necessidades específicas dos doentes, a seleção de alimentos terapêuticos para tratar condições médicas específicas e as considerações culturais e logísticas envolvidas na preparação de refeições num ambiente de cuidados de saúde.

Em resumo, o "Guide Pratique de la Nutrition en Milieu de Soins en République Démocratique du Congo" é um instrumento precioso para melhorar a qualidade dos cuidados nutricionais prestados aos pacientes no sistema de saúde congolês, contribuindo assim para melhorar os resultados clínicos e o bem-estar dos pacientes.

1.1 Contexto da nutrição na República Democrática do Congo

O contexto da nutrição na República Democrática do Congo (RDC) é complexo e multifatorial, influenciado por factores como a pobreza, os conflitos armados, a deslocação da população, os problemas de infra-estruturas, as práticas agrícolas e as políticas públicas. Segue-se uma panorâmica dos principais pontos a considerar, juntamente com referências bibliográficas para uma melhor compreensão:

1. **Pobreza e desigualdade social:** a RDC é um dos países mais pobres do mundo, com uma grande percentagem da sua população a viver abaixo do limiar de pobreza.

   As desigualdades sociais são acentuadas, com acesso desigual aos recursos alimentares e aos serviços de saúde).

2. **Conflitos armados e deslocações da população:** os conflitos armados tiveram um impacto devastador na população congolesa, provocando deslocações maciças, a destruição de infra-estruturas e de meios de subsistência e a insegurança alimentar crónica.

3. **Infra-estruturas e serviços de saúde inadequados:** a RDC sofre de falta de infra-estruturas básicas e de serviços de saúde adequados, o que limita o acesso da população a alimentos nutritivos e a cuidados de saúde de qualidade.

4. **Práticas agrícolas e segurança alimentar:** apesar do seu potencial agrícola significativo, a RDC enfrenta desafios em termos de práticas agrícolas sustentáveis, gestão das terras e

distribuição efectiva de alimentos.

5. **Políticas públicas e programas de nutrição:** embora existam políticas e programas de nutrição na RDC, a sua aplicação efectiva é dificultada por desafios como a falta de financiamento, a corrupção e a instabilidade política.

1.2 Saúde nutricional da população

A saúde nutricional da população da República Democrática do Congo (RDC) apresenta uma série de desafios, que reflectem as difíceis condições socioeconómicas e os problemas estruturais que afectam o país. Apresenta-se aqui uma panorâmica pormenorizada desta situação, acompanhada de referências bibliográficas pertinentes:

1. **Prevalência da malnutrição:** a RDC regista uma elevada prevalência de malnutrição, tanto nas crianças como nos adultos. A desnutrição crónica nas crianças com menos de cinco anos é particularmente preocupante, com elevadas taxas de atraso no crescimento e de emaciação.
2. **Causas da subnutrição:** as causas da subnutrição na RDC são múltiplas e complexas, incluindo a pobreza, a insegurança alimentar, práticas alimentares inadequadas, doenças infecciosas como a malária e as infecções diarreicas e o acesso limitado aos serviços de saúde e de saneamento.
3. **Impacto da subnutrição:** A subnutrição tem um impacto devastador na saúde e no desenvolvimento económico da RDC. Aumenta a morbilidade e a mortalidade, reduz a produtividade económica e perpetua o ciclo da pobreza.

4. **Intervenções e programas nutricionais:** estão a ser envidados esforços na RDC para melhorar a saúde nutricional da população, nomeadamente através de programas de suplementação de micronutrientes, da promoção do aleitamento materno, da distribuição de alimentos terapêuticos prontos a utilizar e de iniciativas destinadas a reforçar a segurança alimentar (Institut National de la Statistique, Ministère du Plan et Suivi de la Mise en œuvre de la Révolution de la Modernité (MPSMRM), Ministère de la Santé Publique).

Em resumo, o estado de saúde nutricional da população da RDC é preocupante, mas estão a ser envidados esforços para aliviar esta situação através de várias intervenções e programas de saúde pública.

1.3 Desafios específicos nas instituições de cuidados

As instituições de saúde na República Democrática do Congo (RDC) enfrentam uma série de desafios específicos que dificultam a sua capacidade de prestar serviços de saúde de qualidade à população. Segue-se uma análise pormenorizada destes desafios, com referências bibliográficas relevantes:

1. **Infra-estruturas e equipamento inadequados:** muitas instituições de saúde na RDC sofrem de falta de infra-estruturas adequadas e de equipamento médico de base, o que limita a sua capacidade de prestar cuidados de saúde eficazes.
2. **Escassez de pessoal qualificado:** a RDC debate-se com uma grave escassez de pessoal de saúde qualificado, nomeadamente nas zonas rurais. Esta carência afecta a prestação de cuidados e

compromete o acesso de muitas comunidades aos serviços de saúde.

3. **Acesso limitado aos medicamentos e ao material médico:** as instituições de saúde na RDC são frequentemente confrontadas com a escassez de medicamentos essenciais e de material médico, o que compromete a qualidade dos cuidados e põe em risco a saúde dos pacientes.
4. **Financiamento insuficiente:** o financiamento das instituições de saúde na RDC é frequentemente insuficiente para responder às necessidades crescentes da população em matéria de saúde. Este facto limita a capacidade das instituições de saúde para prestar serviços de qualidade e manter as suas operações.
5. **Gestão ineficaz:** a gestão dos recursos nas instituições de saúde da RDC é muitas vezes ineficaz, o que leva ao desperdício de recursos e à má afetação dos fundos disponíveis.

Estes desafios específicos das instituições de saúde na RDC exigem uma ação concertada das autoridades sanitárias, das organizações internacionais e da sociedade civil para melhorar o acesso a cuidados de saúde de qualidade para toda a população.

1.4 A importância da nutrição clínica na saúde do doente

A nutrição clínica desempenha um papel crucial na saúde dos pacientes hospitalizados, particularmente num contexto em que a desnutrição é prevalente e os pacientes podem ser vulneráveis a complicações nutricionais. Eis alguns pontos-chave que ilustram a importância da nutrição clínica:

- **Promover a cicatrização e a recuperação:** uma nutrição adequada fornece os elementos necessários para a cicatrização dos tecidos, promove a cicatrização de feridas e contribui para a recuperação após uma cirurgia ou doença.
- **Reforçar o sistema imunitário:** os nutrientes essenciais apoiam o funcionamento ótimo do sistema imunitário, ajudando os doentes a combater infecções e complicações pós-operatórias.
- **Prevenir complicações:** uma nutrição adequada pode ajudar a prevenir complicações associadas à malnutrição, como a subnutrição, distúrbios metabólicos e infecções nosocomiais.
- **Melhoria da qualidade de vida:** uma dieta equilibrada e adaptada às necessidades individuais dos doentes pode melhorar o seu conforto, bem-estar e qualidade de vida durante a sua estadia no hospital.
- **Otimizar a eficácia dos tratamentos:** uma nutrição adequada pode melhorar a eficácia dos tratamentos médicos e cirúrgicos, reduzindo o tempo de hospitalização e o risco de complicações.
- **Prevenir o reinternamento:** uma gestão nutricional eficaz pode ajudar a reduzir as taxas de reinternamento, promovendo a recuperação total e reforçando a saúde geral dos doentes após a alta.

1.5 Objectivos do Guia

1.5.1. Objetivo geral :

Melhorar a gestão nutricional dos pacientes nos estabelecimentos de saúde da República Democrática do Congo, garantindo intervenções eficazes e baseadas em provas para prevenir e tratar as perturbações nutricionais.

1.5.2. Objectivos específicos :

1. **Estabelecer critérios de rastreio nutricional:** desenvolver instrumentos validados de rastreio nutricional para identificar os doentes em risco de subnutrição logo após a sua admissão. Isto é crucial para uma intervenção precoce e efectiva.
2. **Implementar protocolos de gestão nutricional:** elaborar protocolos normalizados para a gestão nutricional dos doentes, incluindo a prescrição de uma dieta adequada, a suplementação de nutrientes e a monitorização regular do estado nutricional.
3. **Formar o pessoal de saúde:** organizar sessões de formação regulares para o pessoal de saúde sobre o reconhecimento das perturbações nutricionais, a gestão de dietas terapêuticas e a comunicação com os doentes sobre as recomendações nutricionais.
4. **Avaliar o impacto das intervenções nutricionais:** criar um sistema de monitorização para avaliar a eficácia das intervenções nutricionais implementadas, medindo os parâmetros antropométricos, os resultados clínicos e a satisfação dos doentes.
5. **Desenvolver parcerias com as partes interessadas locais:** trabalhar com organizações locais, fornecedores de alimentos e agricultores para garantir um abastecimento adequado de alimentos nutritivos e promover a segurança alimentar a longo prazo.

Ao combinar estes objectivos específicos, o guia visa melhorar significativamente a qualidade da gestão nutricional nas unidades de saúde da República Democrática do Congo, em conformidade com as melhores práticas internacionais e as provas disponíveis.

PARTE 1: FUNDAMENTOS DA NUTRIÇÃO NO CONTEXTO DOS CUIDADOS DE SAÚDE

CAPÍTULO 2. FUNDAMENTOS DA NUTRIÇÃO CLÍNICA

2.1 Princípios básicos da nutrição

Sendo um domínio multidisciplinar, a nutrição baseia-se numa série de princípios fundamentais que orientam as escolhas alimentares e influenciam a saúde em geral. Os princípios seguintes fornecem uma base sólida para a compreensão e aplicação dos conceitos de nutrição:

1. Equilíbrio nutricional

Uma dieta equilibrada inclui uma variedade de alimentos de todas as categorias alimentares essenciais, incluindo fruta, legumes, cereais integrais, proteínas magras e fontes de gorduras saudáveis. Esta abordagem garante uma ingestão adequada de nutrientes essenciais, tais como vitaminas, minerais, proteínas e ácidos gordos.

De acordo com as Diretrizes Dietéticas para os Americanos 2015-2020, uma dieta equilibrada deve incluir uma variedade de vegetais de todas as cores para garantir uma ingestão adequada de vitaminas, minerais e antioxidantes.

2. Moderação e controlo das doses :

A moderação no consumo de alimentos ricos em calorias, gorduras saturadas, açúcar adicionado e sódio é crucial para manter um peso corporal saudável e reduzir o risco de doenças crónicas como a obesidade, as doenças cardíacas e a diabetes de tipo 2. Estudos, como o realizado por Malik em 2018, estabeleceram ligações entre o consumo excessivo de bebidas açucaradas e o aumento do risco de doenças cardiovasculares e diabetes.

2. Hidratação adequada

Uma hidratação adequada é essencial para o bom funcionamento do organismo. A água é necessária para transportar nutrientes, regular a temperatura corporal, eliminar resíduos metabólicos e manter o equilíbrio hídrico.

De acordo com as recomendações do Instituto de Medicina, a ingestão de água recomendada para adultos é de cerca de 3,7 litros para os homens e 2,7 litros para as mulheres por dia, a partir de todas as bebidas e alimentos hidratados.

3. Uma alimentação variada e colorida

O consumo de uma grande variedade de alimentos, nomeadamente de frutas e legumes de diferentes cores, garante uma ingestão diversificada de nutrientes, antioxidantes e fitoquímicos benéficos para a saúde.

Estudos, como o realizado pela Boeing em 2012, destacaram os benefícios para a saúde de uma dieta rica em frutas e legumes, incluindo a redução do risco de doenças cardiovasculares, certos tipos de cancro e outras doenças crónicas.

Ao incorporar estes princípios básicos nos hábitos alimentares quotidianos, é possível promover a saúde e o bem-estar a longo prazo. Estes princípios são apoiados por investigação científica e recomendações de especialistas em nutrição, fornecendo uma estrutura sólida para escolhas alimentares saudáveis e sustentáveis.

2.2 Necessidades nutricionais específicas dos doentes hospitalizados

Os doentes hospitalizados têm frequentemente necessidades nutricionais específicas para promover a cura, manter a função imunitária e prevenir complicações associadas à má nutrição. Estas necessidades podem variar em função de uma série de factores, incluindo o estado de saúde do doente, os tratamentos médicos em curso e a presença de doenças subjacentes. Segue-se uma análise pormenorizada das principais necessidades nutricionais dos doentes hospitalizados:

1. Consumo energético adequado

Os doentes hospitalizados podem ter necessidades energéticas acrescidas devido ao stress metabólico causado pela doença ou pelo tratamento médico. Uma ingestão energética adequada é essencial para evitar a depleção muscular, manter a massa magra e promover a recuperação.

De acordo com as recomendações da Sociedade Europeia de Nutrição Clínica e Metabolismo (ESPEN), a avaliação da ingestão energética deve ter em conta a gravidade da doença, as necessidades metabólicas do doente e a tolerância alimentar.

2. Ingestão adequada de proteínas

As proteínas são cruciais para a cicatrização de feridas, reparação de tecidos e manutenção da massa muscular. Os doentes hospitalizados podem ter necessidades acrescidas de proteínas devido a doença, cirurgia ou rutura muscular.

Estudos como o realizado por Tieland em 2012 sublinharam a importância de uma ingestão adequada de proteínas em doentes hospitalizados para prevenir a sarcopénia e melhorar os resultados clínicos.

3. Nutrientes específicos para a cicatrização de feridas

Certos nutrientes, como a vitamina C, o zinco e os aminoácidos, são essenciais para a cicatrização das feridas e a regeneração dos tecidos. Os doentes hospitalizados, especialmente os que sofrem de queimaduras, feridas ou cirurgia, podem necessitar de um aumento destes nutrientes para apoiar o processo de cicatrização.

De acordo com as diretrizes da Sociedade Americana de Nutrição Parentérica e Enteral (ASPEN), os doentes com feridas que não cicatrizam podem necessitar de vitamina C e zinco adicionais.

4. Controlo dos níveis de açúcar no sangue

Os doentes hospitalizados com diabetes ou hiperglicemia de esforço podem necessitar de um controlo rigoroso da ingestão de hidratos de carbono para manterem níveis estáveis de glicose no sangue. Uma dieta adaptada, incluindo hidratos de carbono complexos e uma distribuição equilibrada das refeições, pode ajudar a estabilizar os níveis de açúcar no sangue e a prevenir complicações metabólicas. De acordo com as recomendações da Associação Americana de Diabetes (ADA), o controlo glicémico em doentes hospitalizados deve ter como objetivo manter os níveis de glicose dentro de um intervalo alvo específico, tendo em conta a condição clínica do indivíduo e os objectivos terapêuticos.

Ao incorporar estas recomendações nutricionais nos planos de cuidados hospitalares, é possível otimizar os resultados clínicos, reduzir as complicações e acelerar o processo de recuperação. Os profissionais de saúde devem avaliar regularmente as necessidades nutricionais dos doentes e adaptar as intervenções de acordo com o seu estado clínico e a resposta ao tratamento.

2.3 Consequências da malnutrição para os doentes

A malnutrição, quer seja causada por um aporte nutricional inadequado, por uma absorção deficiente dos nutrientes ou por um aumento das necessidades metabólicas, pode ter consequências graves para a saúde dos doentes hospitalizados. Eis uma análise pormenorizada das principais consequências da malnutrição:

1. **Redução da função imunitária :**

A malnutrição enfraquece o sistema imunitário, aumentando a suscetibilidade a infecções e prolongando o tempo de recuperação. A falta de nutrientes essenciais, como vitaminas, minerais e proteínas, compromete a capacidade do organismo para combater os agentes patogénicos.

Estudos realizados por Calder em 2013 mostraram que a malnutrição estava associada a uma resposta imunitária alterada, aumentando assim o risco de infecções em doentes hospitalizados.

2. Perda e fraqueza muscular :

A desnutrição leva à rutura muscular, à perda de tecido e à redução da força muscular, o que pode comprometer a função física e a mobilidade dos doentes. A sarcopénia, ou perda de massa muscular relacionada com a idade, é frequentemente exacerbada em doentes malnutridos.

De acordo com uma investigação realizada por Paddon-Jones em 2014, a desnutrição é um importante fator de risco para a sarcopenia e o declínio funcional em doentes hospitalizados.

3. Atraso na cicatrização de feridas:

Os nutrientes são essenciais para a regeneração dos tecidos e para a cicatrização das feridas. A subnutrição atrasa este processo, prolongando o tempo de cicatrização de feridas pós-operatórias, úlceras de pressão e outras lesões cutâneas.

Estudos efectuados pela Gore em 2013 mostraram que a desnutrição estava associada a um atraso na cicatrização das feridas e a um risco acrescido de complicações pós-operatórias.

4. Função cognitiva afetada :

As deficiências nutricionais, nomeadamente em ácidos gordos ómega 3, vitaminas B e antioxidantes, podem afetar a função cognitiva e a clareza mental dos doentes. A má nutrição está associada a um risco acrescido de confusão, demência e declínio cognitivo. De acordo com a investigação de Smith de 2016, uma dieta deficiente em nutrientes essenciais é um fator de risco para a disfunção cognitiva em pacientes hospitalizados, particularmente os idosos.

A identificação e o tratamento precoces da desnutrição em doentes hospitalizados podem reduzir o risco de complicações, melhorar os resultados clínicos e promover uma recuperação mais rápida. As intervenções nutricionais específicas, como a suplementação de nutrientes, a terapia nutricional enteral ou parentérica e a educação alimentar, são essenciais para prevenir e tratar a desnutrição em doentes hospitalizados.

CAPÍTULO 3. AVALIAÇÃO NUTRICIONAL

3.1 Métodos de avaliação do estado nutricional

A avaliação do estado nutricional dos doentes hospitalizados é essencial para identificar os riscos de desnutrição, desenvolver planos de cuidados personalizados e otimizar os resultados clínicos. Estão disponíveis vários métodos de avaliação, cada um oferecendo informações complementares sobre diferentes aspectos da nutrição. Segue-se uma análise pormenorizada dos principais métodos de avaliação do estado nutricional:

1. Avaliação antropométrica :

Este método mede parâmetros físicos como o peso, a altura, o perímetro do braço e o perímetro muscular para avaliar a composição corporal e detetar sinais de subnutrição. Nesta avaliação, são frequentemente utilizados instrumentos como o índice de massa corporal (IMC), o rácio cintura-quadril e a medição das pregas cutâneas.

2. Avaliação bioquímica :

Este método analisa parâmetros bioquímicos no sangue, na urina ou noutros fluidos corporais para avaliar o estado nutricional, incluindo os níveis de proteínas, vitaminas, minerais e marcadores inflamatórios. As análises ao sangue, como a albumina, a pré-albumina, a ferritina e a vitamina D, são normalmente utilizadas nesta avaliação.

3. Avaliação clínica :

Este método envolve a avaliação visual e palpatória dos sinais clínicos de desnutrição, tais como perda de peso, perda de massa muscular, pele seca, edema e cabelo baço. Os profissionais de saúde utilizam os seus conhecimentos clínicos para avaliar o estado nutricional do doente.

4. Avaliação dietética :

Este método consiste em analisar os hábitos alimentares do doente, as suas preferências alimentares, as suas restrições alimentares e o seu consumo alimentar habitual. Os profissionais de saúde utilizam ferramentas como diários alimentares, questionários de frequência alimentar e entrevistas dietéticas para avaliar a adequação da ingestão nutricional do doente.

Ao integrar estes diferentes métodos de avaliação, os profissionais de saúde podem obter uma imagem completa do estado nutricional do doente, identificar necessidades nutricionais específicas e desenvolver intervenções nutricionais adequadas. É importante notar que estes métodos de avaliação podem ser utilizados em combinação para obter uma avaliação mais exacta e abrangente do estado nutricional.

3.2 Identificar os doentes em risco de malnutrição

A identificação precoce dos doentes em risco de desnutrição é crucial para a implementação de estratégias eficazes de prevenção e tratamento. Vários factores de risco podem contribuir para o desenvolvimento da malnutrição em doentes hospitalizados. Segue-se uma análise detalhada dos principais factores de risco e dos métodos de identificação associados:

1. Avaliação antropométrica :

A análise dos parâmetros antropométricos, como o peso, a altura, o índice de massa corporal (IMC) e o perímetro muscular, pode ajudar a identificar os doentes em risco de desnutrição. A perda de peso não intencional, o baixo IMC e a redução da massa muscular são sinais comuns de desnutrição.

2. Avaliação clínica :

O exame clínico do doente para detetar sinais físicos de malnutrição, tais como perda de massa muscular, pele seca, edema e úlceras de pressão, pode ajudar a identificar os doentes em risco. Os profissionais de saúde devem estar atentos a alterações subtis na aparência física e no estado geral de saúde do doente.

3. Avaliação bioquímica :

A análise dos parâmetros bioquímicos, como a albumina sérica, a pré-albumina, a transferrina e os marcadores inflamatórios, pode fornecer indicações sobre o estado nutricional do doente. Uma diminuição destes marcadores está frequentemente associada à desnutrição.

4. Avaliação dietética :

A análise dos hábitos alimentares, das preferências alimentares e da ingestão alimentar habitual do doente pode revelar deficiências nutricionais e riscos de subnutrição. Os profissionais de saúde têm de estar conscientes dos factores socioeconómicos, culturais e psicológicos que podem influenciar a alimentação do doente.

Ao utilizar uma abordagem multidimensional que combine estes diferentes métodos de avaliação, os profissionais de saúde podem identificar proactivamente os doentes em risco de desnutrição e implementar intervenções nutricionais adequadas para prevenir complicações e melhorar os resultados clínicos.

3.3 Instrumentos de avaliação nutricional utilizados no estabelecimento

A avaliação nutricional nos estabelecimentos de saúde baseia-se frequentemente na utilização de instrumentos normalizados que permitem uma avaliação sistemática e objetiva do estado nutricional dos pacientes. Segue-se uma análise pormenorizada dos principais instrumentos de avaliação nutricional utilizados:

1. Mini Avaliação Nutricional (MNA):

A Mini Avaliação Nutricional (MNA) é um instrumento amplamente utilizado para avaliar o estado nutricional dos idosos. Inclui uma avaliação antropométrica, uma avaliação dietética, uma avaliação global e uma autoavaliação. A MNA pode ser utilizada para classificar os doentes em diferentes categorias nutricionais, incluindo bem nutridos, em risco de subnutrição ou subnutridos.

2. Avaliação global subjectiva (SGA) :

A Avaliação Global Subjectiva (SGA) é uma ferramenta clínica que combina a avaliação clínica, a história clínica e a avaliação dietética para avaliar o estado nutricional dos doentes. É utilizada para classificar os doentes em diferentes categorias nutricionais, incluindo bem nutridos, moderadamente desnutridos e gravemente desnutridos.

3. Rastreio do risco nutricional :

O rastreio do risco nutricional é um instrumento de rastreio rápido utilizado para identificar os doentes em risco de desnutrição aquando da sua admissão no hospital. Avalia vários parâmetros, incluindo a perda de peso recente, a ingestão de alimentos, o índice de massa corporal (IMC) e a idade, para determinar o risco nutricional dos doentes.

4. Instrumento de rastreio universal da malnutrição (MUST) :

O instrumento de rastreio universal da malnutrição (MUST) é um instrumento simples e rápido utilizado para rastrear os doentes em risco de malnutrição. Avalia três parâmetros: perda de peso não intencional, índice de massa corporal (IMC) e gravidade da doença aguda. Com base nas pontuações obtidas, os doentes são classificados em diferentes categorias de risco nutricional. Utilizando estas ferramentas normalizadas de avaliação nutricional, os profissionais de saúde podem identificar rapidamente os doentes em risco de desnutrição e implementar intervenções nutricionais adequadas para melhorar os resultados clínicos.

CAPÍTULO 4. ESTRATÉGIAS DE GESTÃO NUTRICIONAL

4.1 Tratamento nutricional inicial na admissão

O tratamento nutricional inicial aquando da admissão no hospital é de importância crucial para prevenir a desnutrição, promover a recuperação e melhorar os resultados clínicos. Apresentamos de seguida uma abordagem pormenorizada a esta gestão:

1. Avaliação precoce do estado nutricional :

Assim que os doentes são admitidos, é efectuada uma avaliação rápida do seu estado nutricional utilizando ferramentas validadas como o Nutritional Risk Screening ou o Malnutrition Universal Screening Tool (MUST). Esta avaliação permite identificar rapidamente os doentes em risco de desnutrição e implementar intervenções precoces.

2. Determinação das necessidades nutricionais :

Com base na avaliação inicial, são determinadas as necessidades nutricionais do doente. Isto inclui a quantificação das necessidades energéticas e proteicas, bem como a identificação das necessidades específicas relacionadas com a doença, a cirurgia ou outros tratamentos médicos.

3. Intervenção precoce em nutrição :

As intervenções nutricionais precoces são postas em prática para satisfazer as necessidades nutricionais do doente. Isto pode incluir a prescrição de uma dieta adequada, o fornecimento de suplementos nutricionais entéricos ou parenterais e a educação nutricional do doente e da sua família.

4. Acompanhamento e avaliação :

O estado nutricional dos pacientes é objeto de um acompanhamento regular durante todo o período de hospitalização. São efectuadas reavaliações periódicas para ajustar as intervenções nutricionais em função da evolução do estado de saúde do doente.

Ao implementar uma gestão nutricional inicial eficaz na admissão, os estabelecimentos de saúde podem melhorar os resultados clínicos, reduzir as complicações relacionadas com a malnutrição e promover uma recuperação mais rápida dos doentes.

4.2 Planos de nutrição individualizados

O desenvolvimento de planos nutricionais individualizados para doentes hospitalizados baseia-se numa avaliação exaustiva das suas necessidades nutricionais, preferências alimentares e estado geral de saúde. Segue-se uma abordagem pormenorizada para o desenvolvimento desses planos, apoiada por referências bibliográficas:

1. Avaliação do estado nutricional :

Antes de conceber um plano nutricional, é essencial efetuar uma avaliação completa do estado nutricional do doente. Esta avaliação pode incluir dados antropométricos, parâmetros bioquímicos, avaliações clínicas e dietéticas para determinar as necessidades específicas do doente em termos de calorias, proteínas e nutrientes essenciais.

2. Objectivos nutricionais :

Com base na avaliação nutricional, são estabelecidos objectivos nutricionais específicos para cada doente. Estes objectivos podem incluir objectivos calóricos, ingestão de proteínas, recomendações de macronutrientes e micronutrientes e orientações para gerir necessidades nutricionais específicas relacionadas com a doença ou o tratamento.

3. Adaptação às preferências e restrições alimentares :

O plano nutricional deve ser adaptado às preferências alimentares individuais do doente, bem como às restrições alimentares ligadas a alergias, intolerâncias alimentares ou práticas alimentares específicas. Esta personalização favorece a adesão do doente ao plano nutricional e melhora o seu conforto alimentar.

4. Intervenções nutricionais específicas :

Dependendo das necessidades nutricionais do doente e dos objectivos do tratamento, são implementadas intervenções nutricionais específicas. Estas podem incluir a prescrição de uma dieta adequada, a gestão da nutrição entérica ou parentérica, a suplementação de nutrientes e o aconselhamento nutricional individualizado.

Ao integrar estes elementos no desenvolvimento de planos nutricionais individualizados, os profissionais de saúde podem responder eficazmente às necessidades nutricionais dos doentes hospitalizados, promover a recuperação e melhorar os resultados clínicos.

4.3 Abordagens para melhorar a ingestão nutricional dos doentes

Podem ser adoptadas várias abordagens para melhorar a ingestão nutricional dos doentes, incluindo :

1. Educação nutricional :

Fornecer aos doentes e às suas famílias informações sobre a importância de uma dieta equilibrada adaptada às suas necessidades específicas pode ajudá-los a compreender melhor o impacto da nutrição na saúde.

Podem também ser úteis conselhos práticos sobre a seleção de alimentos nutritivos, a preparação de refeições e a gestão de restrições alimentares.

2. Incentivar o consumo de alimentos :

Incentivar os doentes a comer as suas refeições e lanches pode ajudar a aumentar a sua ingestão nutricional. Medidas como a apresentação das refeições de forma atractiva, a adaptação das texturas às necessidades individuais e a tomada em consideração das preferências alimentares podem estimular o apetite e incentivar um melhor consumo de alimentos.

3. Suplementos nutricionais :

Quando as necessidades nutricionais não são satisfeitas apenas pelos alimentos, pode ser considerada a suplementação de nutrientes. Isto pode incluir a prescrição de suplementos alimentares orais contendo vitaminas, minerais ou proteínas, ou a administração de nutrição entérica ou parentérica para doentes incapazes de consumir nutrientes suficientes por via oral.

4. Gestão dos sintomas :

A gestão dos sintomas que podem interferir com a ingestão nutricional, como as náuseas, a disfagia ou a fadiga, é essencial. As intervenções médicas ou paramédicas para aliviar estes sintomas podem ajudar a melhorar o apetite e a tolerância alimentar.

5. Colaboração interdisciplinar :

O envolvimento de uma equipa interdisciplinar composta por nutricionistas, médicos, enfermeiros e outros profissionais de saúde pode proporcionar uma abordagem abrangente ao tratamento nutricional. A coordenação dos cuidados e a comunicação entre os diferentes membros da equipa são essenciais para garantir uma gestão nutricional eficaz. Estas abordagens podem ser adaptadas às necessidades individuais de cada doente e à natureza do seu estado clínico. A combinação de várias estratégias permite melhorar significativamente o aporte nutricional dos doentes hospitalizados e otimizar a sua recuperação.

CAPÍTULO 5. FUNÇÕES E RESPONSABILIDADES DO PESSOAL DE SAÚDE

5.1 Envolvimento de vários profissionais de saúde na gestão nutricional

O envolvimento de uma série de profissionais de saúde na gestão nutricional é essencial para garantir uma abordagem abrangente e coordenada para satisfazer as necessidades nutricionais dos pacientes hospitalizados. Aqui está uma visão detalhada dos papéis e contribuições dos diferentes profissionais, com referências para apoiar cada aspeto:

1. Dietista / nutricionista :

Os nutricionistas são especialistas em nutrição que desempenham um papel central na gestão nutricional dos doentes. As suas competências incluem a avaliação do estado nutricional, a formulação de planos dietéticos adaptados às necessidades individuais dos doentes, a prescrição de suplementos nutricionais quando necessário e a educação e apoio dos doentes e das suas famílias para promover hábitos alimentares saudáveis.

2. Doutor:

Os médicos desempenham um papel crucial na gestão nutricional, avaliando a saúde geral dos doentes, identificando as necessidades nutricionais específicas associadas à sua condição médica e prescrevendo intervenções médicas adequadas, tais como terapias medicamentosas ou procedimentos cirúrgicos, que podem influenciar as necessidades nutricionais dos doentes.

3. Enfermeira :

Os enfermeiros desempenham um papel crucial na monitorização contínua do estado nutricional dos doentes, observando sinais de malnutrição ou desidratação, supervisionando a administração de terapias nutricionais entéricas ou parenterais e comunicando as observações relevantes à equipa de cuidados para garantir uma gestão adequada.

4. Farmacêutico :

Os farmacêuticos podem contribuir para a gestão nutricional, fornecendo conhecimentos especializados sobre interações medicamentosas que possam afetar a absorção de nutrientes, recomendando formulações farmacêuticas adequadas para a administração de medicamentos a doentes em nutrição entérica ou parentérica e fornecendo informações sobre os efeitos secundários dos medicamentos que possam influenciar o apetite ou a tolerância alimentar.

Ao trabalharem em conjunto de forma interdisciplinar, estes profissionais de saúde podem assegurar uma gestão nutricional eficaz, tendo em conta as necessidades individuais dos doentes e promovendo resultados clínicos óptimos.

5.2 Formação do pessoal em matéria de intervenções nutricionais

A formação do pessoal de saúde em intervenções nutricionais é crucial para garantir uma gestão nutricional eficaz dos doentes. Segue-se uma descrição pormenorizada dos principais elementos desta formação:

1. **Formação em avaliação nutricional :**

A formação deve incluir um conhecimento profundo dos métodos de avaliação do estado nutricional, incluindo a interpretação de dados antropométricos, bioquímicos e clínicos. Isto permite ao pessoal

identificar eficazmente os pacientes em risco de desnutrição e planear intervenções nutricionais adequadas

2. **Formação em prescrição nutricional :**

É essencial uma formação específica na prescrição e gestão de terapias nutricionais entéricas e parenterais. Isto inclui a compreensão das fórmulas nutricionais, como administrá-las, como monitorizar as complicações e como ajustar a prescrição de acordo com as alterações no estado clínico do doente.

3. **Formação em educação nutricional :**

O pessoal de saúde deve ser formado para fornecer educação nutricional aos doentes e às suas famílias. Isto inclui a comunicação de recomendações nutricionais, a interpretação de rótulos nutricionais, a promoção de comportamentos alimentares saudáveis e a gestão das preocupações nutricionais específicas dos doentes.

4. **Formação contínua e atualização de conhecimentos :**

A formação contínua é essencial para manter as competências e os conhecimentos em nutrição do pessoal de saúde. Isto pode incluir a participação em seminários, conferências e programas de formação contínua, bem como a leitura da literatura científica relevante para se manter a par dos últimos desenvolvimentos em nutrição clínica.

Ao proporcionar uma formação abrangente e contínua em intervenções nutricionais, os estabelecimentos de saúde podem melhorar as competências do pessoal e a qualidade dos cuidados nutricionais prestados aos doentes.

CAPÍTULO 6. GESTÃO DE SITUAÇÕES CLÍNICAS ESPECÍFICAS

6.1 Nutrição durante a gravidez e a amamentação

A nutrição durante a gravidez e a amamentação é essencial para garantir a saúde materna e o desenvolvimento ótimo do feto ou do bebé. Segue-se uma panorâmica pormenorizada das recomendações nutricionais para este período crítico:

1. Ácido fólico e suplementos vitamínicos e minerais :

Durante a gravidez, recomenda-se a toma de suplementos com ácido fólico, de preferência antes da conceção e durante os primeiros meses de gravidez, para reduzir o risco de malformações congénitas do tubo neural. Além disso, podem ser recomendados suplementos multivitamínicos contendo ferro, cálcio e outras vitaminas e minerais essenciais para satisfazer as necessidades acrescidas durante este período.

2. Ingestão de proteínas, hidratos de carbono e gorduras :

Uma dieta equilibrada durante a gravidez deve fornecer quantidades adequadas de proteínas para apoiar o crescimento e o desenvolvimento do feto, hidratos de carbono para obter energia e gorduras para o desenvolvimento do sistema nervoso central do feto. Deve dar-se preferência a fontes de proteínas magras, hidratos de carbono complexos e gorduras saudáveis.

3. Hidratação adequada :

É importante que as mulheres grávidas mantenham uma hidratação adequada, bebendo água suficiente ao longo do dia. Uma hidratação adequada é essencial para apoiar a circulação sanguínea, transportar nutrientes para o feto e prevenir a obstipação e as infecções do trato urinário.

4. Amamentação:

Durante a amamentação, as necessidades nutricionais da mãe aumentam para apoiar a produção de leite materno de qualidade. As mães que amamentam devem continuar a ter uma dieta equilibrada, incluindo alimentos ricos em cálcio, vitamina D, ácidos gordos ómega 3 e outros nutrientes essenciais para promover a saúde materna e o desenvolvimento do bebé.

Ao seguir estas recomendações nutricionais durante a gravidez e a amamentação, as mulheres podem ajudar a garantir a sua própria saúde e a do feto ou do bebé.

6.2 Nutrição em crianças hospitalizadas

A nutrição em crianças hospitalizadas é crucial para promover a cura, apoiar o crescimento e o desenvolvimento, e reduzir as complicações associadas à malnutrição. Apresenta-se de seguida uma panorâmica detalhada das considerações e recomendações para a nutrição de crianças hospitalizadas, apoiada por referências bibliográficas:

1. Avaliação inicial do estado nutricional :

Aquando da admissão no hospital, deve ser efectuada uma avaliação inicial do estado nutricional da criança. Esta avaliação pode incluir medições antropométricas, como o peso, a altura e o perímetro cefálico, bem como avaliações clínicas da composição corporal e dos sinais de malnutrição.

2. Adaptação das necessidades nutricionais :

As necessidades nutricionais das crianças hospitalizadas podem variar de acordo com o seu estado clínico, idade, peso, altura e condições médicas subjacentes. É importante adaptar a ingestão de calorias, proteínas, vitaminas e minerais de acordo com estes factores, tendo em conta as restrições alimentares e as preferências alimentares da criança.

3. Estratégias de alimentação :

L As crianças hospitalizadas podem ter dificuldade em manter uma dieta adequada devido aos sintomas da sua doença, a procedimentos médicos invasivos ou a restrições alimentares impostas por razões médicas. Estratégias como a adaptação das texturas dos alimentos, a utilização de suplementos nutricionais orais, a administração de nutrição entérica ou parentérica, quando necessário, e o incentivo à alimentação podem ser utilizadas para otimizar a ingestão nutricional da criança.

4. Acompanhamento e reavaliação nutricional :

É necessário um acompanhamento nutricional regular para

monitorizar a resposta da criança às intervenções nutricionais e para ajustar as recomendações de acordo com a evolução clínica da criança. As crianças hospitalizadas devem ser avaliadas periodicamente para detetar sinais de malnutrição, subnutrição ou sobrenutrição, e devem ser implementadas intervenções adequadas.

Ao implementar uma abordagem integrada da nutrição em crianças hospitalizadas, os estabelecimentos de saúde podem melhorar os resultados clínicos, reduzir as complicações relacionadas com a malnutrição e promover uma recuperação mais rápida.

6.3 Nutrição em doentes com doenças específicas (por exemplo, VIH/SIDA, tuberculose, doenças crónicas)

A nutrição desempenha um papel crucial no tratamento de doentes com doenças específicas, como o VIH/SIDA, a tuberculose e as doenças crónicas. Segue-se uma análise pormenorizada das considerações nutricionais para cada doença:

1. VIH/SIDA :

Os doentes com VIH/SIDA enfrentam desafios nutricionais únicos devido à progressão da doença, aos efeitos secundários dos medicamentos anti-retrovirais e às complicações associadas, como a perda de peso e o definhamento. Uma dieta equilibrada rica em proteínas, calorias e nutrientes essenciais é essencial para manter a massa muscular, apoiar o sistema imunitário e melhorar a qualidade de vida.

2. Tuberculose :

Os doentes com tuberculose podem ter necessidades energéticas acrescidas devido à inflamação e ao catabolismo associados à doença. É necessária uma dieta rica em calorias, proteínas e micronutrientes para apoiar a cura, evitar a perda de peso e reforçar o sistema imunitário. Além disso, podem ser recomendados suplementos de vitamina D para os doentes com deficiência de vitamina D, que é comum nas pessoas com tuberculose.

3. Doenças crónicas (por exemplo, diabetes, doenças cardiovasculares) :

Os doentes com doenças crónicas, como a diabetes e as doenças cardiovasculares, beneficiam de uma dieta equilibrada e de uma gestão adequada do peso para controlar os sintomas e reduzir o risco de complicações. Podem ser dadas recomendações dietéticas específicas, como a redução do consumo de gorduras saturadas e açúcares adicionados e o aumento do consumo de fruta, legumes e cereais integrais, para ajudar a gerir a doença de forma óptima.

Ao respeitar as recomendações nutricionais específicas para cada doença, os profissionais de saúde podem melhorar os resultados clínicos e a qualidade de vida dos pacientes que sofrem destas condições médicas específicas.

CAPÍTULO 7. APROVISIONAMENTO E GESTÃO DOS RECURSOS

7.1 Fornecimento de alimentos terapêuticos e suplementos nutricionais

O fornecimento de alimentos e suplementos terapêuticos desempenha um papel crucial na gestão nutricional dos pacientes, particularmente daqueles que sofrem de desnutrição ou de necessidades nutricionais acrescidas. Apresentamos de seguida uma análise pormenorizada destes elementos:

1. **Alimentos terapêuticos :**

Os alimentos terapêuticos são produtos nutricionais especialmente formulados para satisfazer as necessidades nutricionais de doentes subnutridos ou com necessidades nutricionais específicas. Estes produtos são frequentemente utilizados para tratar a desnutrição aguda grave em crianças ou adultos. São geralmente ricos em calorias, proteínas, vitaminas e minerais essenciais, e estão disponíveis sob a forma de pastas prontas a usar ou barras energéticas. Os alimentos terapêuticos são concebidos para serem fáceis de administrar e digerir, tornando-os adequados para utilização numa variedade de contextos clínicos.

2. **Suplementos nutricionais :**

Os suplementos nutricionais são produtos concebidos para fornecer nutrientes suplementares para além da dieta habitual. Estão disponíveis sob a forma de bebidas, pós, cápsulas ou comprimidos e podem conter uma variedade de nutrientes, como proteínas, vitaminas, minerais, ácidos gordos ómega 3, etc. Os suplementos nutricionais são frequentemente prescritos para satisfazer necessidades nutricionais específicas, como o aumento de peso, a recuperação de uma doença, o controlo de deficiências nutricionais ou para apoiar o crescimento e o desenvolvimento das crianças.

3. Fornecimento e distribuição :

Os alimentos terapêuticos e os suplementos nutricionais são geralmente fornecidos por estabelecimentos de saúde, farmácias ou organizações humanitárias, no âmbito de programas de nutrição terapêutica ou de suplementação. A distribuição pode ser efectuada em hospitais, centros de saúde, centros de nutrição terapêutica ou clínicas móveis, em função das necessidades e dos recursos disponíveis em cada contexto. É essencial assegurar um abastecimento regular de produtos de qualidade e uma distribuição equitativa para garantir um acesso ótimo aos doentes necessitados.

Ao proporcionar um acesso adequado a alimentos terapêuticos e suplementos nutricionais, os profissionais de saúde podem ajudar a melhorar o estado nutricional dos doentes e a promover a sua recuperação.

7.2 Gestão de stocks e encomendas

A gestão de stocks e encomendas é um aspeto essencial do fornecimento eficiente de alimentos terapêuticos e suplementos nutricionais nos estabelecimentos de saúde.

1. **Gestão de stocks :**

A gestão de stocks envolve a monitorização, o controlo e a gestão das quantidades de alimentos terapêuticos e suplementos nutricionais disponíveis no inventário do estabelecimento de saúde. Isto inclui a monitorização dos níveis de stock, a rotação de produtos para evitar a expiração, a gestão das datas de validade e a implementação de sistemas de reabastecimento eficazes.

2. **Encomendas e fornecimentos :**

A encomenda e o aprovisionamento envolvem a realização de encomendas aos fornecedores de produtos nutricionais, a receção das entregas, a verificação da qualidade e da quantidade dos produtos recebidos e a atualização dos níveis de stock em conformidade. É importante estabelecer protocolos claros para o processo de encomenda, incluindo critérios de seleção de fornecedores, prazos de entrega, condições de pagamento e procedimentos de emergência em caso de escassez de produtos.

3. **Tecnologias de gestão das existências :**

A utilização de tecnologias de gestão de inventários, como o software informático de gestão de inventários, pode facilitar o controlo e a gestão dos inventários. Estes sistemas permitem uma gestão automatizada dos níveis de existências, reabastecimentos programados, alertas para níveis críticos e análise das tendências de consumo para otimizar a gestão das existências.

4. Formação do pessoal :

A formação adequada do pessoal de gestão de existências e de encomendas é essencial para garantir a aplicação efectiva dos procedimentos e protocolos. O pessoal deve receber formação sobre os princípios básicos da gestão de existências, a utilização de sistemas informatizados de gestão de existências e as políticas e procedimentos específicos da organização de cuidados de saúde.

Ao implementar práticas eficazes de gestão de stocks e de encomendas, os estabelecimentos de saúde podem garantir um fornecimento regular de alimentos terapêuticos e suplementos nutricionais, contribuindo assim para uma gestão nutricional óptima dos doentes.

7.3 Orçamento afetado à nutrição clínica

A gestão do orçamento atribuído à nutrição clínica é essencial para garantir serviços de qualidade e cuidados nutricionais óptimos para os doentes. Eis uma análise pormenorizada deste processo:

1. Análise das necessidades :

Antes de afetar fundos à nutrição clínica, é crucial efetuar uma análise exaustiva das necessidades nutricionais da unidade de saúde. Isto implica avaliar a prevalência das condições nutricionais, a necessidade de pessoal qualificado, os recursos necessários para fornecer alimentos terapêuticos e suplementos nutricionais, e os custos associados a intervenções nutricionais específicas.

2. **Planeamento orçamental :**

Uma vez identificadas as necessidades, é necessário planear o orçamento de acordo com as prioridades estabelecidas. Isto inclui a atribuição de fundos para a compra de produtos nutricionais, o recrutamento e a formação de pessoal, o equipamento necessário para preparar e administrar nutrientes, bem como actividades de sensibilização e educação nutricional.

3. **Controlo das despesas :**

Uma vez atribuído o orçamento, é importante monitorizar e acompanhar as despesas para garantir que os fundos são utilizados de forma eficaz e eficiente. Isto pode implicar a criação de sistemas de contabilidade financeira e de relatórios para documentar as despesas de nutrição clínica, bem como a avaliação regular dos custos em relação aos resultados alcançados.

4. **Avaliação dos resultados :**

Por último, é essencial avaliar os resultados do investimento em nutrição clínica para determinar a eficácia das intervenções e justificar as despesas futuras. Isto pode incluir a medição do impacto na saúde do doente, a redução das complicações relacionadas com a malnutrição, a melhoria da qualidade de vida e a redução dos custos globais dos cuidados de saúde associados a uma melhor gestão nutricional.

Ao gerir eficazmente o orçamento atribuído à nutrição clínica e ao garantir que os recursos financeiros são utilizados de forma sensata, os estabelecimentos de saúde podem maximizar o impacto das suas intervenções nutricionais e melhorar os resultados para os doentes.

CAPÍTULO 8. ACOMPANHAMENTO E AVALIAÇÃO

8.1 Monitorização do estado nutricional dos doentes

A monitorização do estado nutricional dos doentes é uma componente essencial da gestão clínica, permitindo identificar os riscos de desnutrição, monitorizar a resposta às intervenções nutricionais e ajustar os planos de tratamento em conformidade. Eis uma análise pormenorizada deste processo:

1. Avaliação inicial do estado nutricional :

A monitorização do estado nutricional começa com uma avaliação inicial completa, que inclui uma história clínica, um exame físico, medições antropométricas, como o peso, a altura e o perímetro braquial, e uma avaliação da composição corporal, se disponível.

2. Controlo regular :

Uma vez efectuada a avaliação inicial, é necessário um acompanhamento regular do estado nutricional para detetar alterações ao longo do tempo. Este acompanhamento pode incluir a monitorização periódica do peso corporal, medidas antropométricas, análises laboratoriais (por exemplo, níveis séricos de proteínas, albumina e pré-albumina), bem como a avaliação clínica dos sinais de malnutrição, como a perda de massa muscular e de gordura.

3. Instrumentos de avaliação :

Estão disponíveis várias ferramentas para ajudar a monitorizar o estado nutricional, incluindo ferramentas de rastreio rápido da desnutrição, ferramentas de avaliação clínica (por exemplo, Avaliação Global Subjectiva), pontuações de risco nutricional (por exemplo, Rastreio do Risco Nutricional) e métodos para medir a composição corporal (por exemplo, análise de impedância bioeléctrica).

4. Integração nos cuidados de saúde :

A monitorização do estado nutricional deve ser integrada nos cuidados de saúde de uma forma holística, envolvendo a colaboração entre profissionais de saúde, incluindo dietistas, médicos, enfermeiros e farmacêuticos. A comunicação eficaz e a partilha de informações entre os membros da equipa de cuidados de saúde são essenciais para garantir uma monitorização contínua e uma gestão óptima.

Ao implementar uma monitorização regular e eficaz do estado nutricional dos doentes, os estabelecimentos de saúde podem identificar os riscos de malnutrição numa fase precoce, otimizar as intervenções nutricionais e melhorar os resultados clínicos.

8.2 Avaliação da eficácia das intervenções nutricionais

A avaliação da eficácia das intervenções nutricionais é crucial para determinar o seu impacto na saúde e no bem-estar dos doentes. Aqui está um olhar detalhado sobre este processo:

1. Definição de objectivos :

Antes de avaliar a eficácia das intervenções nutricionais, é essencial definir claramente os objectivos a atingir. Estes podem incluir objectivos como o aumento de peso, a melhoria da composição corporal, a normalização dos biomarcadores nutricionais (por exemplo, níveis de proteínas séricas e de albumina), a redução dos sintomas associados à malnutrição (por exemplo, fadiga, fraqueza) ou a melhoria da qualidade de vida.

2. Métodos de avaliação :

Podem ser utilizados vários métodos para avaliar a eficácia das intervenções nutricionais, incluindo medidas antropométricas como o peso corporal, a altura e o perímetro muscular, análises laboratoriais para avaliar biomarcadores nutricionais, questionários de qualidade de vida, avaliações clínicas para avaliar sintomas e sinais clínicos e ferramentas para monitorizar a ingestão alimentar.

3. Comparação antes e depois:

Um método comum de avaliação da eficácia das intervenções nutricionais consiste em comparar as medições efectuadas antes e depois da aplicação da intervenção. Isto permite determinar as alterações nos parâmetros de interesse e avaliar se a intervenção teve um impacto significativo no estado nutricional e na saúde do doente.

4. Estudos controlados :

Os estudos controlados, como os ensaios clínicos aleatórios, podem ser utilizados para avaliar com maior rigor a eficácia das intervenções nutricionais. Estes estudos comparam o efeito da intervenção nutricional com o de um grupo de controlo, o que permite controlar os factores de confusão e determinar com maior precisão a eficácia da intervenção.

Utilizando uma combinação de métodos de avaliação e tendo em conta os objectivos específicos de cada intervenção nutricional, os profissionais de saúde podem avaliar eficazmente a sua eficácia e otimizar os cuidados prestados aos seus doentes.

8.3 Revisão e aperfeiçoamento contínuos do guia de gestão da nutrição clínica

A revisão e a melhoria contínuas das diretrizes de gestão da nutrição clínica são essenciais para garantir uma prática baseada em provas que satisfaça as necessidades evolutivas dos doentes. Segue-se uma análise pormenorizada deste processo:

1. Avaliação das necessidades :

A revisão contínua das diretrizes de gestão da nutrição clínica começa com uma avaliação das necessidades actuais dos doentes, dos avanços no campo da nutrição e das recomendações de práticas clínicas baseadas em provas. Isto pode incluir a revisão da literatura científica, a análise de dados epidemiológicos sobre as necessidades nutricionais da população-alvo e a consulta de peritos em nutrição e saúde pública.

2. Recomendações actualizadas :

Com base na avaliação das necessidades, as recomendações das diretrizes de gestão da nutrição clínica devem ser actualizadas regularmente para refletir as melhores práticas actuais. Isto pode incluir a adição de novas recomendações baseadas em evidências, a revisão de protocolos existentes para refletir padrões actualizados de cuidados e a incorporação de novas tecnologias e abordagens de gestão.

3. Formação contínua do pessoal :

A atualização do guia de gestão da nutrição clínica também exige uma formação contínua do pessoal de saúde para garantir que este está a par das recomendações e práticas mais recentes. Isto pode incluir sessões de formação, workshops, webinars e outras actividades educativas para sensibilizar o pessoal para as alterações e actualizações do guia.

4. Avaliação do impacto :

Finalmente, é importante avaliar o impacto das revisões das diretrizes de gestão da nutrição clínica na qualidade dos cuidados e nos resultados dos doentes. Isto pode incluir a recolha de dados sobre a implementação das recomendações, a monitorização dos resultados clínicos e a obtenção de feedback dos doentes e dos profissionais de saúde para identificar as áreas que podem ser melhoradas.

Seguindo um processo de revisão e melhoria contínua, as diretrizes de gestão da nutrição clínica podem manter-se relevantes e eficazes na prestação de cuidados nutricionais de qualidade aos doentes.

8.4 Aspectos culturais e contextuais

As considerações culturais desempenham um papel crucial nas escolhas alimentares e nas práticas nutricionais dos indivíduos e das comunidades. Segue-se uma análise pormenorizada destas considerações:

1. Alimentação e cultura :

Os hábitos alimentares são largamente influenciados pela cultura, que inclui as tradições, crenças, valores e normas sociais de uma comunidade específica. As práticas alimentares, como as preferências alimentares, as proibições alimentares, os rituais alimentares e os métodos de preparação das refeições, são moldadas por estes elementos culturais e variam consideravelmente de uma cultura para outra.

2. Impacto na nutrição :

As considerações culturais podem ter um impacto significativo na nutrição e na saúde dos indivíduos. Por exemplo, algumas culturas têm dietas tradicionais ricas em fruta, legumes, cereais integrais e fontes de proteínas magras, o que pode contribuir para uma melhor saúde cardiovascular e um risco reduzido de doenças crónicas. Outras culturas podem ter hábitos alimentares que favorecem o consumo excessivo de sal, açúcar e gorduras saturadas, o que pode estar associado a um risco acrescido de doenças metabólicas e obesidade.

3. Comunicação e sensibilização :

Compreender e respeitar as normas e preferências alimentares dos indivíduos e das comunidades é essencial para prestar um aconselhamento nutricional eficaz e culturalmente sensível. Uma comunicação culturalmente sensível que reconheça e valorize as diferenças culturais pode facilitar a adoção das recomendações nutricionais e promover mudanças positivas no comportamento alimentar.

4. Adaptação das recomendações nutricionais :

Os profissionais de saúde precisam de ter em conta as considerações culturais quando desenvolvem recomendações nutricionais. Isto pode implicar a adaptação das recomendações gerais para refletir as preferências alimentares e os hábitos culturais dos indivíduos, bem como a promoção de pratos tradicionais saudáveis que sejam compatíveis com as recomendações nutricionais actuais.

Ao integrar considerações culturais na prática clínica e nas recomendações nutricionais, os profissionais de saúde podem oferecer cuidados mais personalizados e eficazes, tendo em conta as necessidades e preferências individuais dos doentes.

8.5 Adaptações necessárias para responder às necessidades nutricionais dos pacientes no contexto congolês

A adaptação das intervenções nutricionais para responder às necessidades específicas dos pacientes no contexto congolês exige uma compreensão profunda dos hábitos alimentares, das práticas culturais e dos desafios socioeconómicos. Segue-se uma análise pormenorizada destas adaptações:

1. Compreender os hábitos alimentares locais :

É fundamental compreender os hábitos alimentares tradicionais da população congolesa, que podem variar consoante a região, o grupo étnico e os recursos alimentares disponíveis. Por exemplo, a dieta tradicional congolesa pode incluir uma variedade de alimentos, tais como cereais (mandioca, milho), vegetais de folha, leguminosas, fruta, bem como peixe e produtos animais.

2. Adaptação das recomendações nutricionais :

As recomendações nutricionais têm de ser adaptadas para refletir as necessidades e preferências alimentares da população congolesa. Isto pode incluir a promoção de alimentos locais ricos em nutrientes, a sensibilização para a importância de um regime alimentar diversificado e equilibrado, bem como conselhos sobre a forma de preparar refeições tradicionais de uma forma saudável.

3. Integração das práticas culturais :

As práticas culturais como as refeições em família, as festividades religiosas e as crenças sobre as propriedades dos alimentos devem ser tidas em conta no planeamento das intervenções nutricionais. Ao integrar estas práticas culturais nos programas de promoção da saúde, é possível melhorar a aceitação e a eficácia das intervenções.

4. Sensibilização e educação :

A sensibilização e a educação desempenham um papel crucial na adaptação das práticas alimentares e nutricionais. Os programas de sensibilização devem ser concebidos para responder às necessidades específicas da população congolesa, recorrendo a abordagens culturalmente adequadas e a canais de comunicação acessíveis.

A adaptação das intervenções nutricionais às necessidades e às realidades culturais da população congolesa permite melhorar a eficácia e a aceitabilidade dos programas de saúde nutricional no país.

CAPÍTULO 9. MODELO DE PLANO DE NUTRIÇÃO PERSONALIZADO PARA UMA MULHER ADULTA SEDENTARIA

1. **Objetivo calórico:** 1600 calorias por dia

2. **Repartição dos macronutrientes :**

- hidratos de carbono: 45-65% do total de calorias
- lípidos: 20-35% do total de calorias - proteínas: 10-35% do total de calorias

3. **Repartição das refeições :**

- pequeno-almoço: 400 calorias
- pequeno-almoço: 500 calorias
- jantar: 500 calorias
- lanches (dois entre as refeições): 100 calorias cada

4. **Alimentos recomendados :**

- Hidratos de carbono: cereais integrais (arroz integral, quinoa, aveia), fruta, legumes ricos em fibras (brócolos, espinafres, cenouras).
- Lípidos: fontes saudáveis de gorduras insaturadas (abacate, frutos secos, azeite).
- proteínas: carne magra (frango, peru), peixe, tofu, leguminosas.

5. Menu de amostra:

Pequeno-almoço :

- 1 taça de papas de aveia com fruta fresca cortada às rodelas (250 calorias)

- 1 copo de leite de amêndoa (150 calorias) Pequeno-almoço :

- salada de frango grelhado com mistura de legumes e vinagrete light (300 calorias) - 1 porção de quinoa cozida (200 calorias) Jantar :

- 1 porção de salmão grelhado (250 calorias)

- legumes grelhados (curgetes, pimentos, cebolas) (150 calorias)

- 1 batata-doce pequena cozida (100 calorias) Lanches :

- 1 porção de iogurte grego simples com bagas (100 calorias)

- 1 punhado de nozes mistas (100 calorias)

CONCLUSÃO

Um guia de gestão nutricional sólido é uma ferramenta essencial para garantir cuidados de qualidade e uma recuperação efectiva dos pacientes nas unidades de saúde da RDC. Através da aplicação dos protocolos e das recomendações apresentadas neste guia, os profissionais de saúde podem desempenhar um papel essencial na promoção da saúde e na prevenção das complicações associadas à malnutrição. É imperativo assegurar que este guia seja amplamente divulgado, compreendido e posto em prática por todo o pessoal de saúde, a fim de garantir uma gestão óptima dos pacientes no que diz respeito à nutrição no contexto específico da RDC.

REFERÊNCIAS E RECURSOS

- **Academia de Nutrição e Dietética (2017).** Diretrizes para o âmbito da prática em nutrição e dietética: Âmbito da prática para o profissional de nutrição e dietética.
- **Associação Americana de Diabetes. (2020).** Standards of Medical Care in Diabetes-2020 Abridged for Primary Care Providers (Padrões de Cuidados Médicos em Diabetes-2020 Abreviado para Prestadores de Cuidados Primários). Clinical Diabetes, 38(1), 10-38.
- **ASPEN. (2014).** Diretrizes para a prestação e avaliação da terapia de suporte nutricional no doente crítico adulto: Sociedade de Medicina Intensiva (SCCM) e Sociedade Americana de Nutrição Parentérica e Enteral (A.S.P.E.N.). Journal of Parenteral and Enteral Nutrition, 38(3), 159-211.
- **Baldwin, C., et al. (2012).** Apoio nutricional para pacientes com ferimentos na cabeça. Base de dados Cochrane de revisões sistemáticas, (12).
- **Banco Mundial. (2016).** Relatório sobre o Desenvolvimento Mundial: Dividendo Digital.
- **Barker LA, Gout BS, Crowe TC. (2011).** Desnutrição hospitalar: prevalência, identificação e impacto nos doentes e no sistema de saúde. Int J Environ Res Public Health;8(2):514-
- 527. doi:10.3390/ijerph8020514
- **Bauer, J., et al (2013).** Recomendações baseadas em evidências para a ingestão ideal de proteínas na dieta em pessoas idosas: um documento de posição do Grupo de Estudo PROT-AGE. Jornal da Associação Americana de Diretores Médicos, 14(8), 542559.

- **Bloom, D. E., et al. 2018.** The Global Economic Burden of Noncommunicable Diseases (O peso económico global das doenças não transmissíveis). Programa sobre a Demografia Global do Envelhecimento.
- **Calder, P. C., et al. (2013).** O estado nutricional ideal para um bom funcionamento do sistema imunitário é um fator importante para a proteção contra infecções virais. Nutrientes, 12(4), 1181-1196. **Cederholm, T., et al. (2015).** Critérios de diagnóstico da desnutrição - Uma declaração de consenso da ESPEN. Clinical Nutrition, 34(3), 335-340.
- **Corkins, M. R., et al. (2018).** Recomendações de consenso da ASPEN para a síndrome de realimentação.
- Nutrition in Clinical Practice, 33(2), 240-251.
- **Diretrizes dietéticas para os americanos (2020-2025).** Departamento de Agricultura dos EUA e Departamento de Saúde e Serviços Humanos dos EUA.
- **ESPEN. (2019).** Diretrizes da ESPEN sobre nutrição clínica na unidade de cuidados intensivos. Clinical Nutrition, 38(1), 48-79.
- **FAO. (2017).** República Democrática do Congo. Organização das Nações Unidas para a Alimentação e a Agricultura.
- **Gillespie, S., et al (2012).** Ampliação da Ação Internacional para a Nutrição: Quanto Custará? Publicações do Banco Mundial.
- **Gore, D. C., et al. 2013.** Influência da desnutrição na utilização de recursos hospitalares e custos em pacientes cirúrgicos. Annals of Surgery, 237(2), 235-241.

- **Gurkovskaya, O., et al. (2019).** Práticas de aconselhamento nutricional entre nutricionistas registrados que trabalham em ambientes ambulatoriais: uma revisão narrativa. Jornal da Academia de Nutrição e Dietética, 119(10), 1671-1686.
- **Heyland, D. K., et al. 2013**. Canadian clinical practice guidelines for nutrition support in mechanically ventilated, critically ill adult patients. Journal of Parenteral and Enteral Nutrition, 37(6), 776-798.
- **Jensen, G. L., et al (2010).** Provision of nutrition support therapy across the continuum of care: perspectives of the registered dietitian. Journal of Parenteral and Enteral Nutrition, 34(6), 655-667.
- **Jotterand Chaparro, C., et al. (2018).** Desnutrição pediátrica hospitalar: Prevalência, impacto e gerenciamento. Nutrição na Prática Clínica, 33(6), 879-887.
- **Joosten, K. F., et al (2016).** Doença crítica e nutrição: para onde vamos a partir daqui? Pediatric Critical Care Medicine, 17(1), e45-e50.
- **Kennedy, G., Ballard, T., Dop, M.C. (2010)**. Guidelines for Measuring Household and Individual Dietary Diversity (Organização das Nações Unidas para a Alimentação e a Agricultura, **Khalid, I., et al. (2017).** Suporte nutricional para pacientes criticamente enfermos: uma terapia essencial e componente chave da gestão da unidade de terapia intensiva. Cureus, 9(4), e1217. **Kittler, P. G., & Sucher, K. P. (2017).** Comida e cultura. Cengage Learning.
- **Kyle, U. G., et al. (2016).** Análise de impedância bioeléctrica - parte I: revisão de princípios e métodos. Nutrição Clínica, 23(5), 1226-1243.

- **Kris-Etherton PM, et al (2017).** Gorduras dietéticas e doenças cardiovasculares: um conselho presidencial da American Heart Association. Circulation.;136(3):e1-e23.
- **Kotler, D. P., et al (2012).** Recomendações nutricionais para pacientes com HIV/SIDA. Nutrição na Prática Clínica, 27(2), 159-165.
- **Martin, L., et al. (2013).** Revisão sistemática e meta-análise do impacto dos suplementos nutricionais orais nas readmissões hospitalares. Ageing Research Reviews, 12(4), 884-897.
- **Mehta, N. M., et al. (2016**). Práticas nutricionais e sua relação com os resultados clínicos em crianças criticamente doentes - um estudo de coorte multicêntrico internacional. Critical Care Medicine, 44(5), 869-879.
- **Ministério da Saúde Pública** (2018). Relatório anual sobre a saúde na República Democrática do Congo.
- **Institutos Nacionais de Saúde (2020).** Nutrição pré-natal e desenvolvimento fetal.
- Colégio Americano de Obstetras e Ginecologistas (2013). Nutrição durante a gravidez. **Ntambue, A. M., et al. (2020).** Influência das práticas culturais africanas na alimentação de bebés e crianças pequenas na zona rural do Congo: Um estudo etnográfico. Maternal & Child Nutrition, 16(2), e12925.
- **Paddon-Jones, D., et al. (2014).** Proteína, controlo de peso e saciedade. American Journal of Clinical Nutrition, 101(6), 1320S-1329S.
- **Paton, N. I., et al. (2015).** Orientações sobre nutrição e tuberculose.

The Lancet Infectious Diseases, 15(8), 924-937.
- **Smith, A. D., et al. (2016).** Nutrição e deficiência cognitiva: uma atualização. Revisão de Especialistas em Neuroterapêutica, 16(4), 491-505.
- **Stewart, M. L., et al (2020).** Terapia nutricional na criança com doença crítica. Nutrientes, 12(7), 2097.
- **Stratton, R. J., et al (2017).** Desnutrição relacionada à doença: uma abordagem baseada em evidências para o tratamento. CABI.
- **Tieland, M., Borgonjen-Van den Berg, K. J., Van Loon, L. J., & de Groot, L. C. (2012).** Ingestão de proteínas alimentares em idosos residentes na comunidade, frágeis e institucionalizados: margem para melhorias. Jornal Europeu de Nutrição, 51(2), 173-179.
- **Weijs, P. J., et al. (2014).** A ingestão precoce de alta proteína está associada a baixa mortalidade e superalimentação de energia com alta mortalidade em pacientes críticos ventilados mecanicamente não sépticos. Critical Care, 18(6), 701.
- **White, J. V., et al (2012).** Declaração de consenso da Academia de Nutrição e Dietética/Sociedade Americana de Nutrição Parentérica e Enteral: caraterísticas recomendadas para a identificação e documentação da desnutrição em adultos (subnutrição). Jornal da Academia de Nutrição e Dietética, 112(5), 730-738.
- **Programa Alimentar Mundial. (2020).** República Democrática do Congo: Nutrição.
- **Organização Mundial de Saúde. (2019).** Protocolos de Cuidados Integrados: Guia de Formação **Organização Mundial de Saúde. (2017).** Perfil de nutrientes: Relatório de uma reunião técnica da

OMS/IASO.

Sítios Web e organizações :

- Academia de Nutrição e Dietética (AND) - www.eatright.org
- Sociedade Europeia de Nutrição Clínica e Metabolismo (ESPEN) - www.espen.orgWorld Organização Mundial de Saúde (OMS) - www. who .int/nutrition/en/

PARTE 2: PREPARAÇÃO DE MENUS E DE ALIMENTOS TERAPÊUTICOS

INTRODUÇÃO

No domínio da nutrição e da saúde, a preparação de menus prontos a utilizar e de alimentos terapêuticos desempenha um papel importante. Quer se trate de pessoas que sofrem de doenças crónicas, de perturbações metabólicas ou que necessitam de uma dieta específica por razões médicas, a qualidade e a pertinência das refeições preparadas são essenciais para promover o bem-estar e a cura.

Este curso tem como objetivo fornecer aos profissionais de saúde, nutricionistas e a todos os interessados no tema, os conhecimentos necessários para elaborar ementas e alimentos adaptados às necessidades terapêuticas dos indivíduos. Serão abordados os princípios básicos da nutrição terapêutica, os requisitos dietéticos específicos para diferentes condições médicas, bem como técnicas de preparação e gestão de menus. Durante o curso, iremos também explorar os desafios e oportunidades associados à preparação de alimentos terapêuticos prontos a usar, nomeadamente no que diz respeito à qualidade dos ingredientes, às restrições orçamentais e logísticas, bem como aos aspectos regulamentares e de segurança alimentar.

Combinando teoria e prática, este curso visa fornecer aos alunos as ferramentas necessárias para criar menus equilibrados e adequados, promovendo assim uma melhor gestão das condições médicas através de uma nutrição adequada. Os objectivos do curso são:

1. Compreender os princípios básicos da nutrição terapêutica.
2. Aprender a planear ementas equilibradas que satisfaçam as

necessidades nutricionais específicas das populações-alvo.

3. Explorar as diferentes opções de alimentos terapêuticos prontos a utilizar e a forma como podem ser incorporados nos menus.
4. Adquirir competências práticas na preparação e manipulação de alimentos terapêuticos.
5. Avaliar a eficácia dos menus e dos alimentos terapêuticos na gestão de condições médicas específicas.

CAPÍTULO 10: INTRODUÇÃO À NUTRIÇÃO TERAPÊUTICA

Introdução

Uma introdução à nutrição terapêutica envolve a compreensão de como os alimentos que ingerimos podem ter um impacto na nossa saúde física e mental. Ao contrário da nutrição tradicional, que se centra principalmente na manutenção de uma dieta equilibrada para prevenir doenças e promover o bem-estar geral, a nutrição terapêutica centra-se na utilização específica dos alimentos para tratar ou aliviar os sintomas de várias condições médicas.

10.1 Princípios fundamentais da nutrição terapêutica :

1. **Nutrientes específicos para condições específicas:** a nutrição terapêutica reconhece que certos nutrientes podem ter efeitos específicos em determinadas doenças ou condições. Por exemplo, a utilização de determinadas vitaminas, minerais, ácidos gordos ou antioxidantes pode ser benéfica no tratamento ou prevenção de certas doenças.
2. **Personalização:** ao contrário de uma abordagem genérica, a nutrição terapêutica é frequentemente personalizada em função das necessidades individuais do doente, do seu estado de saúde específico, das suas alergias alimentares e das suas preferências alimentares.
3. **Equilíbrio:** embora a nutrição terapêutica possa implicar ajustamentos específicos do regime alimentar para tratar uma

determinada doença, o seu objetivo é sempre manter um equilíbrio nutricional global. As carências nutricionais devem ser evitadas enquanto se trabalha para melhorar a saúde.

4. **Colaboração multidisciplinar:** na prática, a nutrição terapêutica envolve frequentemente a colaboração entre diferentes profissionais de saúde, como nutricionistas, médicos, dietistas e terapeutas, a fim de desenvolver planos nutricionais eficazes para os doentes.
5. **Educação e capacitação:** um aspeto importante da terapia nutricional é educar os pacientes sobre as escolhas alimentares e os efeitos dessas escolhas na sua saúde. Dar aos doentes a possibilidade de tomarem decisões informadas sobre a sua alimentação é essencial para promover a saúde a longo prazo.
6. **Avaliação contínua:** Os planos de nutrição terapêutica devem ser avaliados regularmente para garantir a sua eficácia e para efetuar os ajustamentos necessários em função da evolução do estado de saúde do doente.

Em conclusão, a nutrição terapêutica é uma abordagem holística da saúde que reconhece o papel crucial dos alimentos no tratamento e prevenção de doenças. Ao compreender a forma como os diferentes alimentos e nutrientes interagem com o organismo, é possível conceber planos nutricionais personalizados que apoiam a saúde e o bem-estar a longo prazo.

10.2 Definições e conceitos-chave

Eis algumas definições e conceitos-chave da terapia nutricional, com pormenores e exemplos:

1. **Macronutrientes:** os macronutrientes são os componentes alimentares necessários em grandes quantidades para fornecer energia e apoiar as funções corporais essenciais. Incluem os hidratos de carbono, as proteínas e as gorduras.

- Por exemplo, as pessoas com diabetes podem beneficiar de uma gestão precisa da sua ingestão de hidratos de carbono para controlar os seus níveis de açúcar no sangue.

2. **Micronutrientes:** os micronutrientes são vitaminas e minerais necessários em pequenas quantidades para manter uma saúde óptima e apoiar processos corporais específicos.

- Exemplo: as mulheres grávidas podem necessitar de suplementos de folato para prevenir defeitos do tubo neural no feto.

3. **Antioxidantes:** os antioxidantes são compostos presentes nos alimentos que ajudam a proteger as células contra os danos causados pelos radicais livres, ajudando assim a prevenir doenças crónicas e o envelhecimento prematuro.

- Por exemplo: as frutas e os legumes ricos em vitamina C, como as laranjas e os pimentos vermelhos, são importantes fontes de antioxidantes.

4. **Inflamação:** a inflamação é uma resposta natural do sistema imunitário às agressões, mas a inflamação crónica pode contribuir para o desenvolvimento de muitas doenças, incluindo doenças cardiovasculares, diabetes e doenças auto-imunes. - Exemplo: certos ácidos gordos ómega 3, presentes em peixes gordos como o salmão e a sardinha, têm propriedades anti-inflamatórias que podem ajudar

a reduzir a inflamação no organismo.

5. **Índice glicémico (IG):** o índice glicémico é uma medida da rapidez com que um alimento aumenta os níveis de açúcar no sangue após o seu consumo. Os alimentos com um IG elevado podem provocar um aumento rápido dos níveis de açúcar no sangue, o que pode ser problemático para as pessoas com diabetes ou para as que pretendem controlar o seu peso.

- Por exemplo: os alimentos com IG elevado incluem os doces, os refrigerantes e os produtos de pastelaria de farinha branca, enquanto os vegetais sem amido, as leguminosas e os cereais integrais tendem a ter um IG mais baixo.

6. **Intolerâncias alimentares:** as intolerâncias alimentares ocorrem quando o corpo tem dificuldade em digerir certos alimentos, o que pode levar a sintomas digestivos desconfortáveis, como inchaço, dor abdominal e diarreia.

- Por exemplo, as pessoas com doença celíaca são intolerantes ao glúten, uma proteína presente no trigo, na cevada e no centeio, que pode causar lesões no intestino delgado.

Ao compreender estes conceitos-chave, os indivíduos podem tomar decisões alimentares informadas para apoiar a sua saúde e bem-estar geral, bem como para tratar ou aliviar os sintomas de determinadas condições médicas.

10.3 Elaboração de planos nutricionais para pacientes com diferentes condições médicas

O desenvolvimento de planos nutricionais para pacientes com

diferentes condições médicas requer uma abordagem personalizada com base em cada caso específico.

Algumas diretrizes gerais para determinadas condições médicas comuns:

1. Diabetes e obesidade:

Limitar o consumo de açúcares simples e de hidratos de carbono refinados.

Incentivar o consumo de fibras alimentares, cereais integrais, fruta e legumes. Controlar as porções e distribuir as refeições ao longo do dia para manter os níveis de açúcar no sangue estáveis.

Monitorizar a ingestão de hidratos de carbono e ajustar as doses de insulina ou de medicamentos hipoglicemiantes em conformidade.

Privilegiar as proteínas magras e as gorduras saudáveis

Exemplo 1: As pessoas com diabetes tipo 2 podem beneficiar de uma dieta rica em fibras, com hidratos de carbono de baixo índice glicémico, para evitar picos de açúcar no sangue após as refeições.

Exemplo 2: Para as pessoas que sofrem de obesidade, uma dieta rica em legumes, fruta, cereais integrais e proteínas magras pode promover a perda de peso e melhorar os factores de risco cardiovascular.

2. Hipertensão :

Limitar o sal e os alimentos ricos em sódio.

Incentivar o consumo de alimentos ricos em potássio, como os frutos e os legumes. Privilegiar os alimentos ricos em magnésio, nomeadamente os legumes verdes, os frutos secos e as sementes.

Reduzir o consumo de álcool e de cafeína.

3. Hipercolesterolemia :

Limite as gorduras saturadas e trans, presentes nos alimentos processados e fritos. Privilegie as gorduras insaturadas, como as que se encontram nos abacates, nozes, sementes e peixes gordos.

Incentivar o consumo de fibras solúveis, presentes na fruta, nos legumes, nas leguminosas e nos cereais integrais.

Incluir alimentos ricos em esteróis vegetais, como as margarinas enriquecidas.

4. Doença cardíaca :

Reduzir o consumo de gorduras saturadas e de gorduras trans.

Incentivar o consumo de peixe, nomeadamente de variedades ricas em ácidos gordos ómega.

Limitar os alimentos ricos em colesterol, como os ovos e as miudezas.

Privilegiar os alimentos ricos em antioxidantes, como os frutos e legumes coloridos. Exemplo: a dieta mediterrânica, caracterizada por uma abundância de frutas, legumes, cereais integrais, azeite e peixe, está associada a um risco reduzido de doenças cardiovasculares.

5. Cancro:

Adapte a sua dieta ao tipo de cancro e ao tratamento a que está a ser submetido.

Incentivar o consumo de alimentos ricos em antioxidantes e fitonutrientes.

Assegurar uma ingestão adequada de proteínas para promover a cura e a recuperação.

Monitorizar os sintomas gastrointestinais e ajustar a dieta em conformidade.

6. Insuficiência renal :

Controlar o consumo de proteínas, nomeadamente de proteínas animais.

Limitar a ingestão de sal, potássio e fósforo, consoante a fase da doença renal.

Incentivar o consumo de frutas e legumes com baixo teor de potássio.

Monitorizar a ingestão de líquidos e ajustar de acordo com o grau de insuficiência renal.

Em todos os casos, é essencial trabalhar em estreita colaboração com um profissional de saúde, como um dietista ou nutricionista, para desenvolver um plano nutricional adaptado às necessidades específicas de cada doente e assegurar um acompanhamento regular para ajustar o plano de acordo com a evolução e as alterações da condição médica.

7. [1]**Tratamento de doenças inflamatórias:** certos alimentos podem ter propriedades anti-inflamatórias que podem ajudar a reduzir os sintomas de doenças inflamatórias como a artrite reumatoide, a doença de Crohn e a colite ulcerosa () .

[1] *A fibra alimentar, o prebiótico natural presente na fruta, nos legumes, nas leguminosas e nos cereais integrais, é particularmente benéfica para a saúde do microbiota intestinal, favorecendo o crescimento de bactérias benéficas.*

Os alimentos fermentados, tais como o iogurte, o kefir, o chucrute e o miso, contêm probióticos naturais que podem ajudar a repor a microbiota intestinal com bactérias benéficas.

Por exemplo: os alimentos ricos em ácidos gordos ómega 3, como o peixe gordo, as nozes e as sementes, podem reduzir a inflamação e aliviar a dor nas articulações em pessoas com artrite.

8. **Apoio ao sistema imunitário:** uma dieta rica em nutrientes essenciais, como as vitaminas A, C, D, E, o zinco e o selénio, pode reforçar o sistema imunitário e ajudar a prevenir infecções.

Por exemplo, os citrinos, as bagas, os vegetais de folha verde, os frutos secos e as sementes são todos alimentos ricos em vitaminas e minerais que apoiam a função imunitária. Ao compreender como as escolhas alimentares podem influenciar a saúde e o bem-estar, torna-se claro que a nutrição desempenha um papel crucial na gestão e prevenção de um vasto leque de condições médicas. Ao adotar uma dieta equilibrada e adaptada às suas necessidades individuais, as pessoas podem melhorar a sua qualidade de vida e reduzir o risco de desenvolver problemas de saúde crónicos.

10.4 Princípios básicos do planeamento nutricional

O planeamento nutricional baseia-se numa série de princípios básicos destinados a garantir uma ingestão adequada de nutrientes para apoiar a saúde e o bem-estar. Eis alguns desses princípios, com pormenores e ilustrações:

1. **Equilíbrio nutricional:** uma dieta equilibrada inclui uma variedade de alimentos de todos os grupos alimentares, incluindo fruta, legumes, cereais integrais, proteínas magras e lacticínios ou produtos alternativos. O objetivo é obter uma gama de nutrientes essenciais para apoiar as funções corporais e prevenir deficiências.

-Ilustração: uma refeição equilibrada pode incluir frango grelhado (proteínas), arroz integral (hidratos de carbono complexos), legumes cozidos a vapor (fibras, vitaminas e minerais) e uma salada (nutrientes variados).

2. **Variedade:** comer uma variedade de alimentos garante uma ingestão diversificada de nutrientes, o que contribui para a saúde geral e para a prevenção de deficiências nutricionais. Ilustração: em vez de comer os mesmos legumes todos os dias, varie a sua escolha, incluindo legumes de cores diferentes, como cenouras cor de laranja, espinafres verdes e pimentos vermelhos.

3. **Moderação:** a moderação significa consumir com moderação alimentos ricos em calorias, gorduras saturadas, açúcares adicionados e sódio, privilegiando as escolhas alimentares mais saudáveis.

- Ilustração: em vez de comer uma grande fatia de bolo de chocolate, opte por uma pequena porção como guloseima ocasional e equilibre-a com escolhas alimentares mais nutritivas.

4. **Adequação:** por adequação entende-se o consumo de quantidades adequadas de alimentos para satisfazer as necessidades individuais de energia e de nutrientes, em função da idade, do sexo, do nível de atividade física e de qualquer estado de saúde específico.

- Ilustração: as necessidades energéticas de um atleta de alta competição são mais elevadas do que as de uma pessoa sedentária, pelo que a sua alimentação deve fornecer calorias suficientes para apoiar o seu desempenho desportivo.

5. **Frescos e não transformados:** os alimentos frescos e não transformados são geralmente mais ricos em nutrientes e menos ricos em açúcares adicionados, gorduras saturadas e sódio do que os alimentos transformados.

- Por exemplo, escolha fruta fresca em vez de fruta enlatada, ou cereais integrais em vez de cereais processados e açucarados para obter os melhores benefícios nutricionais.

6. **Hidratação adequada:** beber água suficiente é essencial para manter a hidratação, apoiar as funções corporais e promover uma boa digestão.

- Ilustração: para além de beber água, também pode hidratar-se com bebidas como o chá sem açúcar, chás de ervas ou frutos ricos em água, como o melão e a melancia.

Ao aplicar estes princípios básicos de planeamento nutricional à sua dieta diária, pode otimizar a sua saúde e bem-estar, fornecendo ao seu corpo os nutrientes de que necessita para funcionar eficazmente.

CAPÍTULO 11: AVALIAÇÃO DAS NECESSIDADES NUTRICIONAIS

Introdução

A avaliação das necessidades nutricionais é um processo crucial no planeamento da dieta de um indivíduo. Implica determinar as necessidades nutricionais específicas de uma pessoa com base em vários factores, como a idade, o sexo, o nível de atividade física, o estado de saúde, as alergias alimentares e os objectivos de saúde. Esta avaliação fornece então uma base para o desenvolvimento de um plano nutricional personalizado que satisfaça as necessidades nutricionais específicas de cada indivíduo.

O principal objetivo da avaliação das necessidades nutricionais é assegurar a ingestão adequada de nutrientes essenciais para apoiar o crescimento, o desenvolvimento e o funcionamento ótimo dos órgãos e sistemas do corpo, bem como para prevenir deficiências nutricionais e problemas de saúde associados. Uma avaliação exacta das necessidades nutricionais pode também ajudar a gerir e prevenir doenças crónicas como a obesidade, a diabetes, as doenças cardiovasculares e as perturbações gastrointestinais.

11.1 Etapas da avaliação das necessidades nutricionais

Este processo de avaliação das necessidades nutricionais envolve geralmente várias fases, incluindo :

1. **Recolha de dados:** esta fase envolve a recolha de informações sobre o estilo de vida, os hábitos alimentares, a história clínica, as alergias

alimentares e outros factores relevantes que possam influenciar as necessidades nutricionais da pessoa.

2. **Avaliação antropométrica:** consiste em medir parâmetros como o peso, a altura, o perímetro da cintura e a percentagem de gordura corporal, a fim de avaliar a composição corporal e identificar eventuais problemas de peso ou nutricionais.
3. **Avaliação nutricional subjectiva:** consiste em perguntar à pessoa sobre os seus hábitos alimentares, preferências alimentares, sintomas nutricionais e nível de apetite, a fim de avaliar o seu estado nutricional atual.
4. **Avaliação nutricional objetiva:** esta fase envolve a análise da ingestão de alimentos utilizando diários alimentares, recordatórios alimentares ou instrumentos de monitorização da dieta para avaliar a ingestão de macro e micronutrientes.
5. **Avaliação das necessidades específicas:** com base nos dados recolhidos, as necessidades específicas em termos de calorias, macronutrientes (hidratos de carbono, proteínas, lípidos) e micronutrientes (vitaminas, minerais, antioxidantes) são calculadas e ajustadas em função dos objectivos de saúde individuais.
6. **Elaboração de um plano nutricional:** por fim, com base na avaliação das necessidades nutricionais, é elaborado um plano nutricional personalizado, que apresenta recomendações dietéticas específicas para satisfazer as necessidades nutricionais da pessoa, tendo em conta as suas preferências alimentares e as suas limitações individuais.

Em conclusão, a avaliação das necessidades nutricionais é um passo fundamental no processo de planeamento nutricional, com o objetivo de garantir uma ingestão adequada de nutrientes para apoiar a saúde e o bem-estar individual. Ao compreender as necessidades nutricionais específicas de cada indivíduo, torna-se possível conceber planos alimentares personalizados que promovam uma alimentação saudável e equilibrada, ajudando simultaneamente a atingir objectivos de saúde específicos.

11.2 Principais condições médicas que requerem intervenção nutricional

Existem muitas doenças para as quais a intervenção nutricional pode desempenhar um papel crucial no controlo dos sintomas, no tratamento e na prevenção de complicações. Eis alguns dos principais problemas de saúde que requerem frequentemente uma intervenção nutricional, com pormenores e ilustrações:

1. **Diabetes:** a diabetes é uma doença crónica caracterizada por níveis elevados de açúcar no sangue. Uma dieta equilibrada e a gestão da ingestão de hidratos de carbono são essenciais para controlar os níveis de açúcar no sangue das pessoas com diabetes.

- Ilustração: as pessoas com diabetes podem beneficiar de uma dieta rica em fibras, com hidratos de carbono de baixo índice glicémico, como os legumes, a fruta, as leguminosas e os cereais integrais, para ajudar a manter estáveis os níveis de açúcar no sangue.

2. **Doenças cardiovasculares:** as doenças cardiovasculares, incluindo a hipertensão arterial, as doenças coronárias e os acidentes

vasculares cerebrais, podem ser influenciadas pela alimentação. Uma dieta saudável pode ajudar a reduzir o risco de desenvolver estas doenças e melhorar a saúde do coração.

- Por exemplo, uma dieta rica em frutas, legumes, cereais integrais, peixes gordos, frutos secos e sementes, limitando o consumo de gorduras saturadas, sódio e açúcares adicionados, pode ajudar a reduzir o risco de doenças cardiovasculares.

3. **Obesidade:** a obesidade é um importante fator de risco para muitas doenças, incluindo diabetes, doenças cardiovasculares, perturbações metabólicas e certos tipos de cancro. Uma dieta equilibrada e o controlo das porções podem ajudar a alcançar e manter um peso corporal saudável.

- Ilustração: para perder peso de forma saudável, é aconselhável seguir uma dieta equilibrada que inclua uma variedade de alimentos nutritivos, controlando as porções e limitando os alimentos ricos em calorias vazias.

4. **Doença inflamatória intestinal (DII):** As doenças inflamatórias do intestino, como a doença de Crohn e a colite ulcerosa, podem ser influenciadas pela alimentação. Alguns alimentos podem desencadear crises ou piorar os sintomas, enquanto outros podem proporcionar alívio.

- Ilustração: para algumas pessoas com DII, uma dieta pobre em fibras pode ajudar a reduzir a inflamação e os sintomas gastrointestinais, enquanto outras podem beneficiar de uma dieta rica em fibras solúveis para promover a saúde intestinal.

5. **Doença renal:** a doença renal crónica pode afetar o equilíbrio dos nutrientes no organismo, exigindo frequentemente ajustes na dieta para reduzir a carga sobre os rins e evitar complicações.

- Ilustração: as pessoas com doença renal podem ser encorajadas a limitar a ingestão de sódio, potássio e fósforo, controlando simultaneamente a ingestão de proteínas para reduzir a carga sobre os rins.

Em resumo, a intervenção nutricional é frequentemente essencial no tratamento de muitas doenças. Ao compreender a forma como a alimentação pode influenciar a saúde e os sintomas destas doenças, é possível desenvolver planos alimentares personalizados que apoiem a saúde geral e melhorem a qualidade de vida dos doentes.

11.3 Avaliação das necessidades nutricionais específicas das populações-alvo

A avaliação das necessidades nutricionais específicas das populações-alvo é essencial para conceber programas de nutrição eficazes que satisfaçam as necessidades únicas de cada grupo demográfico. Seguem-se alguns exemplos de populações-alvo e pormenores sobre as suas necessidades nutricionais específicas:

1. **Crianças e bebés:**

   - As necessidades nutricionais das crianças são mais elevadas por unidade de peso corporal do que as dos adultos devido ao seu rápido crescimento,
   - Os bebés necessitam de uma ingestão adequada de proteínas, gorduras, hidratos de carbono, vitaminas e minerais para apoiar o

desenvolvimento físico e cognitivo,

- O aleitamento materno exclusivo é recomendado durante os primeiros seis meses de vida, uma vez que o leite materno fornece nutrientes essenciais e reforça o sistema imunitário do bebé.

2. **Mulheres grávidas e a amamentar:**

- As mulheres grávidas têm necessidades nutricionais acrescidas devido ao crescimento do feto e às alterações metabólicas,
- necessitam de mais ácido fólico, ferro, cálcio e outros nutrientes para apoiar a saúde da mãe e do bebé,
- As mulheres que amamentam têm necessidades nutricionais acrescidas para produzir leite materno de qualidade e fornecer nutrientes essenciais aos seus bebés.

3. **Seniores:**

- As pessoas idosas têm frequentemente necessidades nutricionais diferentes devido às alterações fisiológicas relacionadas com a idade, como a redução da massa muscular e a diminuição da absorção de nutrientes,
- Podem necessitar de um maior consumo de proteínas, cálcio, vitamina D e vitamina B12 para manter a saúde muscular, óssea e cognitiva,
- os idosos correm frequentemente um maior risco de desidratação, pelo que é importante controlar a sua ingestão de líquidos.

4. **Atletas e desportistas :**

- Os atletas têm necessidades nutricionais acrescidas devido à sua intensa atividade física e elevadas exigências energéticas,

- requerem uma ingestão adequada de hidratos de carbono para obter energia, proteínas para a recuperação muscular e electrólitos para manter a hidratação e o equilíbrio dos fluidos,
- As necessidades de macronutrientes e micronutrientes podem variar de acordo com o tipo de atividade física, a intensidade do treino e os objectivos individuais.

5. **Pessoas com doenças crónicas :**

- As pessoas com doenças crónicas, como a diabetes, as doenças cardiovasculares e as doenças renais, podem ter necessidades nutricionais específicas para gerir a sua condição,
- Podem necessitar de um controlo glicémico rigoroso, de uma redução da ingestão de sódio, de um aumento da ingestão de fibras ou de outros ajustamentos dietéticos específicos, dependendo da sua condição médica.

Em conclusão, a avaliação das necessidades nutricionais específicas das populações-alvo é essencial para a conceção de programas nutricionais adaptados às suas necessidades únicas. Ao compreender as necessidades nutricionais específicas de cada grupo demográfico, é possível promover uma alimentação saudável e apoiar a saúde e o bem-estar destas populações.

11.4 Utilização de referências nutricionais para o planeamento de menus

A utilização de referências nutricionais é crucial no planeamento de ementas, seja para restaurantes, cantinas escolares, estabelecimentos de saúde ou mesmo para indivíduos preocupados com a sua dieta. Eis como são utilizadas as referências nutricionais e algumas ilustrações para o ajudar a compreender:

1. **Identificar as necessidades nutricionais:** as referências nutricionais, como as DRIs (Dietary Reference Intakes) ou as GDAs (Guideline Daily Amounts), fornecem diretrizes sobre a quantidade de nutrientes necessária para manter a saúde.

- Ilustração: a DDR indica que um adulto médio necessita de cerca de 2000 calorias por dia, com recomendações específicas para os macronutrientes (hidratos de carbono, lípidos, proteínas) e os micronutrientes (vitaminas, minerais).

2. **Desenvolver ementas equilibradas:** utilizando referências nutricionais como guia, os planeadores de ementas podem criar refeições equilibradas que satisfaçam as necessidades nutricionais dos clientes ou consumidores.

- Ilustração: um menu de almoço equilibrado pode incluir uma salada verde com uma variedade de legumes (que fornecem fibras, vitaminas e minerais), um filete de peixe grelhado (fonte de proteínas magras e ácidos gordos ómega 3), arroz integral (hidratos de carbono complexos) e uma porção de fruta fresca.

3. **Diversidade e variedade:** as referências nutricionais encorajam uma dieta diversificada, fornecendo uma gama de nutrientes essenciais de diferentes fontes alimentares. - Ilustração: uma ementa variada pode incluir opções vegetarianas como feijões e lentilhas (fontes de proteínas vegetais e fibras), cereais integrais como a

quinoa ou a cevada (hidratos de carbono complexos), bem como fruta e legumes de diferentes cores para uma variedade de vitaminas e minerais.

4. **Redução dos riscos para a saúde:** ao ter em conta as recomendações nutricionais, os planeadores de ementas podem ajudar a reduzir o risco de doenças crónicas como a obesidade, a diabetes, as doenças cardiovasculares e certas formas de cancro.

- Ilustração: ao limitar a utilização de ingredientes ricos em gorduras saturadas, açúcares adicionados e sódio, os menus podem ajudar a promover uma alimentação mais saudável e a reduzir o risco de doenças crónicas associadas a uma má alimentação.

5. **Educação e sensibilização:** ao apresentar informações nutricionais nos menus, os consumidores são informados sobre as escolhas alimentares que fazem, o que pode incentivá-los a optar por opções mais saudáveis.

- Ilustração: os restaurantes e as cantinas escolares apresentam frequentemente calorias, gorduras, hidratos de carbono e proteínas nos seus menus, permitindo aos clientes fazer escolhas alimentares mais informadas com base nas suas necessidades nutricionais individuais.

Em resumo, a utilização de referências nutricionais no planeamento das ementas é essencial para garantir que as refeições servidas satisfazem as necessidades nutricionais dos consumidores e ajudam a promover uma dieta saudável e equilibrada.

CAPÍTULO 12: PLANIFICAÇÃO DE MENUS TERAPÊUTICOS

Introdução

O planeamento de ementas terapêuticas é uma abordagem específica ao planeamento de refeições que visa utilizar os alimentos como uma ferramenta terapêutica para tratar ou aliviar os sintomas de várias condições médicas. Ao contrário do planeamento de ementas tradicional, que geralmente se centra no sabor, na variedade e na satisfação das preferências alimentares, o planeamento de ementas terapêuticas centra-se no fornecimento de alimentos específicos que podem ajudar a melhorar a saúde e a gerir as condições médicas. O principal objetivo do planeamento de ementas terapêuticas é conceber refeições que satisfaçam as necessidades nutricionais específicas de pessoas com determinadas doenças ou patologias, tendo em conta as restrições alimentares e as recomendações médicas. Isto pode incluir a adaptação da ingestão de nutrientes, a modificação da textura dos alimentos, a limitação de certos ingredientes ou a promoção de alimentos benéficos para a saúde.

12.1 Os princípios fundamentais do planeamento de menus terapêuticos incluem:

1. **Personalização:** os menus são adaptados às necessidades individuais de cada paciente, com base no seu estado de saúde, alergias alimentares, preferências alimentares e objectivos terapêuticos.
2. **Equilíbrio nutricional:** as refeições são concebidas para fornecer

um equilíbrio adequado de macronutrientes (hidratos de carbono, proteínas, lípidos) e micronutrientes (vitaminas, minerais, antioxidantes) para satisfazer as necessidades nutricionais específicas de cada doente.

3. **Controlo das** porções**:** as porções são controladas para ajudar a manter um peso corporal saudável e a controlar os factores de risco associados a certas doenças, como a obesidade, a diabetes e as doenças cardiovasculares.
4. **Educação e capacitação:** os doentes são informados sobre as escolhas alimentares que contribuem para a sua saúde e bem-estar e são incentivados a participar ativamente no planeamento das suas refeições terapêuticas.
5. **Colaboração interdisciplinar:** os profissionais de saúde, incluindo nutricionistas, médicos e dietistas, trabalham em conjunto para desenvolver planos alimentares terapêuticos eficazes e adaptados a cada doente.

Em conclusão, o planeamento de menus terapêuticos é uma abordagem holística da nutrição que reconhece o importante papel da alimentação no tratamento e gestão da doença. Ao conceber refeições adaptadas às necessidades específicas de cada paciente, é possível apoiar a saúde e melhorar a qualidade de vida das pessoas com uma série de condições médicas.

12.2 Elaboração de menus equilibrados para diferentes condições médicas (diabetes, doenças cardiovasculares, má nutrição, etc.)

A elaboração de ementas equilibradas para diferentes patologias requer um conhecimento profundo das necessidades nutricionais específicas associadas a cada patologia. Seguem-se alguns exemplos de ementas para diferentes condições médicas, com pormenores sobre os princípios nutricionais a respeitar:

1. Diabetes :

Pequeno-almoço :

- Flocos de aveia com frutos silvestres e nozes.
- Omeleta de legumes.
- Pão integral ou de cereais integrais.
- Chá ou café sem açúcar.

Almoço :

- Salada de frango grelhado com mistura de verduras.
- Quinoa ou arroz integral.
- Uma mão-cheia de frutos secos.
- Água sem açúcar ou chá de ervas.

Jantar :

- Peixe assado com legumes grelhados.
- Salada verde com molho de azeite.
- Batata-doce.

- Água sem açúcar ou chá de ervas.

2. Doenças cardiovasculares :

Pequeno-almoço :

- Iogurte grego simples com fruta fresca e sementes de chia.
- Pão de centeio integral.
- Sumo de fruta natural sem adição de açúcar.

Almoço :

- Filete de salmão grelhado com espinafres salteados em alho.
- Quinoa ou lentilhas.
- Salada de tomate e pepino com um vinagrete ligeiro.
- Água ou chá verde.

Jantar :

- Frango assado sem pele com brócolos cozidos a vapor.
- Batatas de casaco.
- Salada de endívias com nozes e um molho de azeite.
- Água sem açúcar ou chá de ervas.

3. Malnutrição :

Pequeno-almoço :

- Batido de frutas e legumes (banana, espinafres, abacate, leite de amêndoa).
- Pão integral com manteiga de amêndoa ou queijo fundido rico em proteínas.
- Leite ou alternativa vegetal enriquecida.

Almoço :

- Frango grelhado com feijão verde salteado em alho e limão.
- Arroz integral ou quinoa.
- Compota de frutos sem adição de açúcar.

Jantar :

- Chilli vegetariano com feijão vermelho, legumes e milho.
- Salada de lentilhas com legumes e ervas aromáticas.
- Iogurte grego simples com frutos silvestres.

Para todas estas doenças, é importante seguir certos princípios nutricionais gerais:

- Limitar os açúcares simples e os alimentos processados,
- Privilegiar os alimentos ricos em fibras, como a fruta, os legumes e os cereais integrais,
- incluir fontes de proteínas magras ou vegetais,
- utilizar gorduras saudáveis, como o azeite, o abacate e os frutos secos,
- controlar as doses para manter um peso saudável e evitar comer em excesso.

É aconselhável consultar um profissional de saúde ou um nutricionista para adaptar estes menus às necessidades individuais e às preferências alimentares.

12.3 Adaptação das ementas às restrições alimentares e às preferências individuais

A adaptação das ementas às restrições alimentares e às

preferências individuais é essencial para garantir uma alimentação equilibrada e adaptada a cada pessoa. Eis algumas dicas para adaptar os menus:

1. Alergias alimentares :

- identificar alergénios específicos e evitá-los completamente nos menus,
- Substituir os alimentos problemáticos por alternativas seguras,
- Por exemplo: substituir o leite de vaca por leite de amêndoa ou leite de soja para pessoas com alergia à lactose. **2. intolerâncias alimentares :**
- eliminar os alimentos que são mal tolerados ou de difícil digestão,
- optar por alternativas adequadas para evitar sintomas incómodos,
- exemplo: utilizar massas sem glúten para as pessoas que sofrem de doença celíaca ou de intolerância ao glúten. **3. Preferências alimentares :**
- ter em conta os gostos individuais e as preferências culinárias,
- oferecem uma variedade de opções para satisfazer as preferências de todos,
- Por exemplo, oferecer opções vegetarianas ou veganas para aqueles que preferem evitar carne ou produtos de origem animal.

Eis alguns exemplos de ementas adaptadas às restrições alimentares e às preferências individuais:

Menu 1 :

Pequeno-almoço :

- Batido de fruta (banana, morangos, espinafres) com leite de amêndoa.

- Tosta de pão sem glúten com manteiga de amêndoa.

Almoço :

- Salada mediterrânica com quinoa, legumes grelhados, azeitonas e queijo feta (ou uma alternativa vegan).

- Água com limão.

Jantar :

- Caril de grão-de-bico com arroz basmati.

- Brócolos cozidos a vapor.

- Salada verde com um molho de azeite e vinagre balsâmico.

Menu 2 :

Pequeno-almoço :

- Flocos de aveia cozinhados em leite de coco com frutos silvestres e sementes de chia.

- Smoothie® de manga e côco.

Almoço :

- wrap® vegetariano com legumes grelhados, abacate e salsa.

- batatas fritas de pacote.

- iogurte de soja simples.

Jantar :

- salmão grelhado com molho de aneto.

- batatas assadas com alho e alecrim.

- espargos salteados em azeite.

Ao adaptar as ementas às restrições alimentares e às preferências individuais, podemos garantir uma alimentação saudável e satisfatória para todos.

12.4 Técnicas de substituição de ingredientes para satisfazer necessidades nutricionais específicas

As técnicas de substituição de ingredientes são úteis para satisfazer os requisitos nutricionais específicos, tendo em conta as restrições alimentares, as preferências individuais ou as dietas especiais. Seguem-se algumas técnicas comuns com exemplos de ingredientes de substituição:

1. Substituição de produtos lácteos :

- Para pessoas com intolerância à lactose ou que seguem uma dieta vegana:

- Leite de soja, leite de amêndoa, leite de coco ou leite de aveia para substituir o leite de vaca.
- Iogurte de soja, de amêndoa ou de coco.
- Queijo vegetal feito com castanha de caju ou levedura nutricional.

2. Substituição de proteínas animais :

- Para dietas vegetarianas ou veganas:
- Tofu, tempeh, seitan ou edamame em vez de carne.
- Lentilhas, feijões, grão-de-bico e outras leguminosas como fontes de proteínas.
- Quinoa, arroz integral ou outros cereais integrais ricos em proteínas.

3. Substituição de hidratos de carbono refinados :

- Para incentivar escolhas mais nutritivas :
- Farinha de amêndoa, farinha de coco ou farinha de grão-de-bico para substituir a farinha branca.
- Arroz integral, quinoa, painço ou espelta em vez de arroz branco.
- Massa de trigo integral, massa de grão-de-bico ou massa de lentilhas em vez da massa tradicional.

4. Substituição de gorduras saturadas :

- Para mais opções saudáveis para o coração:
- Azeite, óleo de abacate ou óleo de coco não hidrogenado em vez de manteiga ou margarina.
- Abacate esmagado ou puré de nozes para substituir a maionese em sanduíches ou saladas.
- Nozes, sementes de chia ou sementes de linhaça para enriquecer os seus pratos com ácidos gordos ómega 3.

5. Substituição de edulcorantes :

- Para reduzir o consumo de açúcares adicionados :
- Stevia, xarope de ácer puro ou mel cru em vez de açúcar branco.
- Puré de fruta (puré de banana, molho de maçã sem açúcar) para adoçar receitas sem adicionar açúcar refinado.
- Tâmaras esmagadas ou extrato de baunilha para dar doçura às sobremesas.

6. Substituição de alergénios comuns :

- Para pessoas com alergias a determinados alimentos:

- Farinha de trigo sarraceno, farinha de arroz ou farinha de milho para substituir a farinha de trigo.
- Leite de amêndoa, leite de arroz ou leite de cânhamo para pessoas alérgicas ao leite de vaca.
- Manteiga de sementes (manteiga de girassol, manteiga de sésamo) para substituir a manteiga de amendoim para pessoas alérgicas a amendoins.

Ao utilizar estas técnicas de substituição de ingredientes, é possível criar refeições equilibradas e adaptadas às necessidades nutricionais específicas de cada indivíduo, tendo em conta as preferências individuais e as restrições alimentares.

CAPÍTULO 13: SELECÇÃO E INTEGRAÇÃO DE ALIMENTOS TERAPÊUTICOS

Introdução

Os alimentos desempenham um papel crucial na promoção da saúde e no tratamento de doenças. Muitos alimentos têm propriedades terapêuticas, oferecendo benefícios específicos para a saúde e ajudando a prevenir ou tratar certas condições médicas. A seleção criteriosa e a integração destes alimentos terapêuticos na dieta diária pode ser um aspeto essencial da gestão global da saúde.

A utilização de alimentos terapêuticos baseia-se num conhecimento aprofundado dos compostos bioactivos presentes nos alimentos, tais como antioxidantes, vitaminas, minerais, ácidos gordos essenciais, fibras alimentares e outros nutrientes benéficos. Estes compostos podem ter efeitos anti-inflamatórios, antioxidantes e antimicrobianos, bem como regular o metabolismo e reforçar o sistema imunitário.

Nesta série sobre a seleção e integração de alimentos terapêuticos, vamos explorar várias condições médicas como a diabetes, doenças cardiovasculares, distúrbios gastrointestinais e condições inflamatórias, entre outras. Iremos analisar os alimentos específicos recomendados para cada condição, bem como os mecanismos pelos quais estes alimentos podem exercer os seus efeitos benéficos.

Iremos também abordar estratégias práticas para incorporar estes alimentos terapêuticos em refeições deliciosas e equilibradas, bem como dicas para garantir que a dieta geral permanece adaptada às necessidades nutricionais individuais e às preferências alimentares.

O objetivo desta série é fornecer uma compreensão aprofundada dos alimentos terapêuticos e conselhos práticos sobre como incorporá-los numa dieta diária, ajudando assim a otimizar a saúde e o bem-estar de todos.

13.1 Tipos de alimentos terapêuticos prontos a utilizar disponíveis no mercado

Existe uma variedade crescente de alimentos terapêuticos prontos a utilizar no mercado, concebidos para satisfazer necessidades de saúde específicas. Estes alimentos são frequentemente enriquecidos com nutrientes benéficos ou formulados para oferecer benefícios para a saúde. Seguem-se alguns tipos comuns de alimentos terapêuticos disponíveis no mercado, com exemplos:

1. **Barras energéticas e nutricionais :**

- Estas barras são frequentemente enriquecidas com proteínas, fibras, vitaminas e minerais para proporcionar um snack nutritivo e conveniente.
- Exemplos: barras de proteínas, barras de frutos e nozes enriquecidas com vitaminas e minerais.

2. **Bebidas funcionais :**

- As bebidas funcionais são formuladas para oferecer benefícios específicos para a saúde, como energia, digestão ou saúde das articulações.
- Exemplos: bebidas proteicas, bebidas probióticas para a saúde

intestinal, bebidas energéticas enriquecidas com vitaminas B.

3. Alimentos fermentados :

- Estes alimentos contêm probióticos que são benéficos para a saúde intestinal e podem ajudar a reforçar o sistema imunitário.
- Exemplos: iogurtes probióticos, kefir, chucrute lacto-fermentado, kimchi.

4. Substitutos de refeição :

- Estes produtos foram concebidos para proporcionar um equilíbrio nutricional completo num formato prático, frequentemente utilizado como substituto de refeição para perda de peso ou controlo do açúcar no sangue.
- Exemplos: batidos nutritivos, sopas proteicas, substitutos de refeição ricos em fibras e vitaminas.

5. Alimentos ricos em ómega 3 :

- Os alimentos enriquecidos com ácidos gordos ómega 3 são benéficos para a saúde do coração, para o funcionamento do cérebro e para a redução da inflamação.
- Exemplos: ovos enriquecidos com ómega 3, leite de amêndoa enriquecido com DHA, óleo de linhaça prensado a frio.

6. Lanches saudáveis :

- Estes snacks são formulados para serem ricos em nutrientes e, ao mesmo tempo, pobres em calorias e açúcares adicionados.
- Exemplos: Bolachas de cereais integrais, batatas fritas de legumes, frutos secos misturados, frutos secos sem adição de açúcar.

7. Alimentos enriquecidos :

- Alguns alimentos são enriquecidos com vitaminas, minerais ou outros nutrientes específicos para compensar as carências nutricionais.
- Exemplos: cereais enriquecidos com ferro e ácido fólico, leite enriquecido com cálcio e vitamina D, pão enriquecido com fibras.

13.2. Para crianças que sofrem de malnutrição aguda,

É essencial fornecer alimentos terapêuticos ricos em nutrientes para os ajudar a recuperar e a retomar o caminho da saúde. Eis alguns exemplos de alimentos terapêuticos adaptados às crianças nesta situação:

1. Pasta nutricional pronta a usar (RUTF - Ready-to-Use Therapeutic Food): - Esta pasta é especialmente formulada para ser altamente nutritiva e energética, fornecendo uma grande quantidade de calorias, proteínas, vitaminas e minerais numa pequena quantidade de volume;

- é frequentemente utilizado para tratar a subnutrição grave das crianças, uma vez que é fácil de administrar e não requer qualquer preparação, por exemplo, Plumpy'Nut, Nutributter.

2. Leite terapêutico enriquecido :

- As fórmulas lácteas terapêuticas estão disponíveis para crianças subnutridas, oferecendo uma fonte de proteínas de alta qualidade, vitaminas e minerais essenciais;
- Estes leites podem ser utilizados para complementar as dietas das crianças e ajudá-las a recuperar da subnutrição,

- exemplo: leite terapêutico enriquecido com nutrientes (leites terapêuticos F75 e F100).

3. **Papas terapêuticas à base de cereais:**

- As papas especiais enriquecidas com proteínas, ferro, zinco e outros nutrientes destinam-se a crianças que sofrem de malnutrição;
- fornecem uma fonte de energia e de nutrientes fácil de digerir para as crianças que estão a recuperar de uma doença,
- exemplo: papas à base de farinhas de cereais enriquecidas.

4. **Suplementos vitamínicos e minerais :**

- os suplementos de vitaminas e minerais podem ser utilizados para compensar as carências nutricionais das crianças subnutridas;
- são frequentemente administrados sob a forma de gotas ou comprimidos que podem ser dispersos em água, por exemplo, suplementos de vitamina A, C, D, ferro e zinco.

5. **Alimentos enriquecidos prontos a consumir :**

- Alguns alimentos prontos a comer são enriquecidos com nutrientes essenciais e podem ser incluídos na dieta de crianças subnutridas para aumentar a sua ingestão nutricional;
- Por exemplo: iogurtes enriquecidos com cálcio e vitaminas, bolachas enriquecidas com ferro e vitaminas B.

É importante salientar que o tratamento da desnutrição aguda em crianças requer frequentemente uma abordagem médica e nutricional abrangente, e estes alimentos terapêuticos devem ser administrados sob a supervisão de um profissional de saúde qualificado. Além disso, é essencial promover o aleitamento materno exclusivo para os bebés e fornecer apoio nutricional contínuo para ajudar a prevenir a recaída da desnutrição.

13.3 Critérios de seleção de alimentos terapêuticos baseados nas necessidades nutricionais e nas preferências dos doentes

Ao selecionar alimentos terapêuticos para satisfazer as necessidades nutricionais e as preferências dos doentes, é importante ter em conta uma série de critérios para garantir uma dieta eficaz e adequada. Eis alguns critérios a considerar:

1. Composição nutricional :

- Escolha alimentos ricos nos nutrientes essenciais necessários para satisfazer as necessidades específicas do doente. Isto pode incluir proteínas, hidratos de carbono complexos, gorduras saudáveis, vitaminas e minerais.

- Exemplo: selecionar alimentos ricos em ferro para os doentes com anemia, alimentos ricos em cálcio para os doentes com osteoporose.

2. Fácil de digerir :

- Escolha alimentos que sejam fáceis de digerir, especialmente se o doente tiver problemas gastrointestinais ou dificuldade em comer.

- Exemplo: Escolha alimentos cozinhados em vez de crus para facilitar a digestão.

3. Preferências alimentares :

- Ter em conta os gostos e aversões alimentares do doente para garantir que este come os alimentos selecionados.

- Exemplo: Oferecer alternativas vegetarianas para os doentes que preferem evitar a carne, ou alimentos doces para os doentes que gostam de doces.

4. **Restrições alimentares e alergias :**

- Certifique-se de que os alimentos selecionados não contêm quaisquer alergénios conhecidos ou não são contra-indicados devido às restrições alimentares específicas do doente.

- Exemplo: Evitar alimentos que contenham glúten para os celíacos, ou alimentos ricos em sódio para os hipertensos.

5. **Textura e apresentação :**

- Selecionar alimentos adaptados à textura preferida do doente, tendo em conta a sua capacidade de mastigar e engolir.

- Exemplo: Oferecer alimentos picados ou em puré a doentes com dificuldades de deglutição.

6. **Disponibilidade e custo :**

- Escolher alimentos que sejam facilmente acessíveis e económicos para os doentes, em função dos seus recursos financeiros e da sua localização geográfica.

- Exemplo: Opte por alimentos locais e sazonais, que são frequentemente mais baratos e mais fáceis de encontrar.

Ao ter em conta estes critérios na seleção dos alimentos terapêuticos, é possível elaborar planos alimentares adaptados às necessidades nutricionais específicas e às preferências individuais de cada doente. É igualmente aconselhável consultar um profissional de saúde ou um nutricionista para obter conselhos personalizados com base na situação clínica e nas necessidades do doente.

13.4 Integrar alimentos terapêuticos em menus para otimizar a sua eficiência

A integração eficaz dos alimentos terapêuticos nos menus implica a sua incorporação de forma equilibrada e adequada, tendo em conta as necessidades nutricionais específicas do doente. Eis alguns pormenores sobre como otimizar a eficácia dos alimentos terapêuticos nos menus:

1. **Identificação das necessidades nutricionais :**

- Antes de incorporar alimentos terapêuticos numa ementa, é essencial compreender as necessidades nutricionais específicas do doente em relação à sua condição médica, preferências e restrições alimentares.

2. **Seleção de alimentos terapêuticos relevantes :**

- Escolher alimentos terapêuticos que satisfaçam as necessidades nutricionais identificadas do doente. Selecionar alimentos ricos em nutrientes específicos que sejam benéficos para a saúde do doente.

3. **Equilíbrio nutricional :**

- Assegurar que as refeições contêm uma combinação equilibrada de proteínas, hidratos de carbono, gorduras, vitaminas e minerais para satisfazer as necessidades nutricionais globais do doente.

4. **Variedade e diversidade :**

- Inclua uma variedade de alimentos terapêuticos nos seus menus para garantir um aporte nutricional completo e evitar a monotonia.
- Experimente diferentes tipos de alimentos para oferecer opções

variadas e interessantes.

5. **Incorporação em pratos familiares :**

- Incluir alimentos terapêuticos em pratos que sejam familiares e apreciados pelo doente, para melhorar a aceitação e o prazer da alimentação.

- Modificar receitas tradicionais para incluir ingredientes terapêuticos sem comprometer o sabor ou a textura.

6. **Apresentação atractiva:**

- Tenha cuidado com a apresentação dos seus pratos, utilizando técnicas de apresentação apelativas para estimular o apetite e tornar as refeições mais agradáveis.

- Jogue com cores, texturas e coberturas para criar refeições visualmente apelativas.

7. **Controlo e ajustamento :**

- Monitorizar cuidadosamente a resposta do doente à inclusão de alimentos terapêuticos na sua dieta.

- Adaptar as ementas de acordo com as reacções do doente, as alterações do seu estado de saúde e as suas preferências alimentares.

8. **Educação e apoio :**

- Fornecer informações e conselhos aos pacientes sobre os benefícios dos alimentos terapêuticos e a forma de os incorporar de forma óptima na sua dieta diária.

- Oferecer apoio contínuo para ajudar os doentes a manter uma dieta saudável adaptada às suas necessidades.

A incorporação cuidadosa e sistemática de alimentos terapêuticos nos menus permite otimizar a sua eficácia na melhoria da saúde e do bem-estar do doente. É aconselhável trabalhar com um profissional de saúde ou nutricionista para conceber menus personalizados com base nas necessidades específicas de cada doente.

CAPÍTULO 14: PREPARAÇÃO E MANUSEAMENTO DE ALIMENTOS TERAPÊUTICOS

Introdução

Quando se trata de preparar e manipular alimentos terapêuticos, uma abordagem cuidadosa e precisa é essencial para garantir a sua eficácia e segurança. Os alimentos terapêuticos são muitas vezes especificamente formulados para satisfazer necessidades nutricionais particulares, e a sua preparação pode desempenhar um papel crucial na sua capacidade de fornecer os nutrientes necessários para melhorar a saúde e o bem-estar das pessoas.

Nesta série sobre a preparação e manuseamento de alimentos terapêuticos, iremos explorar vários aspectos deste processo, focando as boas práticas e considerações importantes. Abordaremos tópicos como a seleção de ingredientes, técnicas de preparação, segurança alimentar, armazenamento adequado e apresentação de alimentos terapêuticos.

O objetivo desta série é fornecer aos profissionais de saúde, nutricionistas, chefes de cozinha e todos os envolvidos na preparação e fornecimento de alimentos terapêuticos os conhecimentos e competências necessários para garantir a qualidade e a eficácia destes alimentos como parte de uma dieta terapêutica.

Conhecendo os fundamentos da preparação e da manipulação dos alimentos terapêuticos, é possível otimizar o seu contributo para a saúde e o bem-estar dos indivíduos, assegurando que estes recebem os nutrientes necessários para apoiar o seu tratamento médico e promover a sua recuperação.

14.1 Técnicas de preparação segura e higiénica de alimentos terapêuticos

A preparação segura e higiénica de alimentos terapêuticos é essencial para garantir a segurança alimentar dos doentes e a preservação do valor nutricional dos alimentos. Seguem-se algumas técnicas a seguir, com pormenores e exemplos:

1. Lavagem à mão :

- lavar bem as mãos com água e sabão antes de manipular os alimentos.
- exemplo: antes de preparar uma papa terapêutica para uma criança subnutrida, não se esqueça de lavar as mãos durante pelo menos 20 segundos.

2. Limpeza das superfícies de trabalho :

- Limpar e desinfetar regularmente as superfícies de trabalho, as tábuas de cortar e os utensílios de cozinha para evitar a contaminação cruzada.
- Exemplo: Utilizar uma solução desinfetante para limpar os balcões da cozinha antes de preparar alimentos terapêuticos.

3. Utilização de ingredientes frescos e limpos:

- Utilize ingredientes frescos e de alta qualidade, certificando-se de que não estão contaminados com bolores, parasitas ou bactérias.
- Exemplo: Escolha fruta e legumes sem manchas ou sinais de deterioração para fazer batidos terapêuticos ricos em nutrientes.

4. **Cozedura adequada :**

- Cozinhar os alimentos a temperaturas suficientemente elevadas para eliminar as bactérias e garantir a segurança dos alimentos.

- Exemplo: Certifique-se de que cozinha a carne, os ovos e os produtos lácteos às temperaturas internas seguras recomendadas pelas autoridades sanitárias.

5. **Arrefecimento rápido :**

- Arrefecer rapidamente os alimentos cozinhados para evitar o crescimento de bactérias patogénicas. - Exemplo: Coloque os alimentos quentes no frigorífico ou no congelador imediatamente após a cozedura para os arrefecer rapidamente.

6. **Manuseamento de alergénios :**

- Evitar a contaminação cruzada com alergénios conhecidos, utilizando utensílios limpos e separando os alimentos alergénicos dos não alergénicos.

- Exemplo: Utilizar facas e tábuas de cortar diferentes para os alimentos que contêm alergénios e para os alimentos sem alergénios.

7. **Armazenamento adequado :**

- Conservar os alimentos terapêuticos em recipientes herméticos e corretamente rotulados para preservar a sua frescura e segurança.

- Exemplo: Guarde as papas terapêuticas em recipientes individuais no frigorífico ou no congelador para utilização posterior.

8. **Segurança durante o serviço :**

- Sirva os alimentos terapêuticos a temperaturas seguras e

certifique-se de que não são deixados à temperatura ambiente durante longos períodos.

- Exemplo: Manter os alimentos quentes em recipientes aquecidos e os alimentos frios no gelo durante os eventos de serviço.

Seguindo estas técnicas de preparação seguras e higiénicas, é possível minimizar o risco de contaminação dos alimentos e fornecer alimentos terapêuticos de alta qualidade que são benéficos para a saúde dos pacientes.

14.2 Armazenamento e manuseamento corretos de alimentos terapêuticos prontos a utilizar

O correto armazenamento e manuseamento dos alimentos terapêuticos prontos a usar é essencial para garantir a sua eficácia, segurança e qualidade nutricional. Seguem-se alguns pormenores e exemplos de como armazenar e manusear corretamente estes alimentos:

1. Armazenamento seguro :

- Conservar os alimentos terapêuticos num local fresco e seco, longe da luz solar direta, para preservar a sua frescura e qualidade.
- Certifique-se de que a área de armazenamento está limpa e livre de contaminantes.

2. Controlo dos prazos de validade :

- Verificar regularmente as datas de validade dos alimentos terapêuticos e utilizá-los antes da data limite para garantir a sua segurança e eficácia.
- Seguir as instruções do fabricante relativamente ao prazo de validade

após a abertura.

3. **Proteção contra a contaminação :**

- Conservar os alimentos terapêuticos em recipientes herméticos ou na embalagem original para evitar a contaminação por bactérias, bolores ou parasitas. - Evitar armazenar os alimentos perto de produtos químicos, produtos de limpeza ou outras substâncias potencialmente nocivas.

4. **Manuseamento seguro :**

- Ao manusear alimentos terapêuticos prontos a utilizar, certifique-se de que lava bem as mãos com água e sabão antes e depois do contacto com os alimentos.
- Utilizar utensílios limpos e desinfectados para apanhar e manusear os alimentos para minimizar o risco de contaminação.

5. **Temperatura de armazenamento :**

- Seguir as recomendações do fabricante relativamente à temperatura de conservação dos alimentos terapêuticos prontos a utilizar.
- Mantenha os alimentos refrigerados ou congelados à temperatura correta para evitar o crescimento de bactérias patogénicas.

6. **Rotulagem clara :**

- Rotular corretamente os alimentos terapêuticos prontos a utilizar com as informações necessárias, incluindo a data de abertura, o prazo de validade e as instruções de conservação.
- Certifique-se de que os rótulos são claros e fáceis de ler para facilitar a identificação e a gestão dos alimentos.

Exemplos:

- As pastas nutricionais prontas a usar, como a Plumpy'Nut, devem ser armazenadas na sua embalagem original, à temperatura ambiente, num local seco e ao abrigo da luz solar direta.
- As bebidas nutricionais prontas a usar devem ser mantidas no frigorífico depois de abertas e consumidas dentro do prazo recomendado pelo fabricante para manter a frescura e a segurança.

Seguindo estas boas práticas de armazenamento e manipulação, é possível garantir a qualidade, a segurança e a eficácia dos alimentos terapêuticos prontos a utilizar, contribuindo assim para melhorar a saúde e o bem-estar dos doentes.

14.3 Considerações especiais para a preparação de alimentos terapêuticos para populações vulneráveis (crianças, idosos, etc.)

Ao preparar alimentos terapêuticos para populações vulneráveis, como crianças, idosos ou pessoas com doenças crónicas, é importante ter em conta uma série de considerações especiais para garantir a sua segurança, eficácia e aceitabilidade. Seguem-se alguns pormenores e exemplos destas considerações:

1. Textura adequada :

- Para as crianças pequenas, os idosos ou as pessoas com problemas de deglutição, é muitas vezes necessário adaptar a textura dos alimentos terapêuticos para os tornar mais fáceis de comer e digerir.
- Exemplo: Preparar purés suaves ou alimentos macios para

crianças pequenas ou pessoas idosas com dificuldades de mastigação.

2. **Tamanho da dose :**

- Ter em conta as necessidades calóricas e nutricionais específicas de cada grupo demográfico e ajustar o tamanho das doses em conformidade.

- Exemplo: Ofereça porções mais pequenas mas mais frequentes a crianças ou idosos com apetite limitado.

3. **Variedade de sabores :**

- Oferecer uma variedade de sabores e texturas para estimular o apetite e aumentar a aceitabilidade dos alimentos terapêuticos.

- Exemplo: Preparar batidos de fruta com diferentes combinações de sabores para crianças ou idosos.

4. **Alimentos familiares :**

- Utilizar alimentos familiares e apreciados pela população-alvo para promover a aceitabilidade e incentivar o consumo.

- Exemplo: Preparar sopas ou papas com alimentos tradicionais que sejam familiares às pessoas idosas.

5. **Apresentação atractiva:**

- Cuidar da apresentação dos alimentos terapêuticos, tornando-os visualmente atractivos e apetitosos, sobretudo para as crianças e os idosos.

- Exemplo: Utilizar formas lúdicas e cores vivas para os alimentos destinados às crianças.

6. Consistência e temperatura adequadas :

- Certifique-se de que os alimentos terapêuticos são servidos a uma temperatura adequada, nem demasiado quente nem demasiado fria, para evitar o risco de queimaduras ou problemas digestivos.

- Exemplo: Servir os purés quentes mas não a arder para os idosos ou crianças pequenas.

7. Considerações nutricionais específicas :

- Adaptar as receitas de alimentos terapêuticos para satisfazer as necessidades nutricionais específicas de cada grupo demográfico, tendo em conta as necessidades de cálcio, ferro, vitaminas, etc.

- Exemplo: Enriquecer os alimentos terapêuticos para os idosos, acrescentando fontes de cálcio para manter a saúde dos ossos.

Ao ter em conta estas considerações especiais na preparação de alimentos terapêuticos para populações vulneráveis, é possível garantir a sua eficácia, segurança e aceitabilidade, contribuindo assim para melhorar a saúde e o bem-estar destes grupos demográficos.

CAPÍTULO 15: AVALIAÇÃO DA EFICÁCIA DOS MENUS E DOS ALIMENTOS TERAPÊUTICOS

Introdução

A avaliação da eficácia dos menus e alimentos terapêuticos é um passo crucial na gestão de dietas terapêuticas. Garante que as necessidades nutricionais específicas dos indivíduos são satisfeitas, que os objectivos de saúde são alcançados e que as intervenções dietéticas são apropriadas e eficazes. Nesta série sobre a avaliação da eficácia dos menus e alimentos terapêuticos, vamos explorar vários aspectos desta avaliação, centrando-nos nos métodos, ferramentas e indicadores utilizados para avaliar a adequação, eficácia e impacto das intervenções nutricionais.

Abordaremos tópicos como a avaliação da ingestão nutricional, a monitorização de parâmetros de saúde, a avaliação da satisfação do doente e a utilização de dados clínicos para avaliar os resultados a longo prazo. Além disso, examinaremos os desafios e considerações especiais envolvidos na avaliação de menus e alimentos terapêuticos para diferentes grupos demográficos, incluindo crianças, idosos e pessoas com doenças crónicas.

O objetivo desta série é fornecer aos profissionais de saúde, nutricionistas, dietistas e outros profissionais envolvidos na prescrição e gestão de dietas terapêuticas os conhecimentos e competências para avaliar de forma crítica e eficaz o impacto das intervenções nutricionais na saúde e bem-estar individuais.

Ao compreender como avaliar a eficácia dos menus e dos alimentos terapêuticos, é possível otimizar a gestão nutricional dos doentes, identificar quaisquer ajustes necessários e fornecer apoio contínuo para promover resultados de saúde positivos.

15.1 Acompanhamento da evolução nutricional dos doentes

A monitorização do progresso nutricional dos doentes é essencial para avaliar a eficácia das intervenções nutricionais, ajustar os planos de tratamento e promover resultados positivos para a saúde. Seguem-se alguns pormenores e exemplos de métodos habitualmente utilizados para monitorizar o progresso nutricional dos doentes:

1. Avaliação da ingestão de alimentos :

- Utilizar diários alimentares, lembretes alimentares ou questionários de frequência alimentar para avaliar a ingestão nutricional diária dos doentes.

- Exemplo: Peça aos doentes que mantenham um diário alimentar detalhado durante alguns dias para registar tudo o que comem e, em seguida, analise os dados para avaliar a sua ingestão de calorias, macronutrientes e micronutrientes.

2. Controlo da composição corporal :

- Medir regularmente a composição corporal dos doentes, incluindo o peso, a altura, o perímetro da cintura, a gordura corporal e a massa corporal magra.

- Exemplo: Utilizar técnicas como a pesagem regular, a medição do perímetro da cintura e a análise da composição corporal por bioimpedância para acompanhar as alterações do peso e da composição corporal ao longo do tempo.

3. **Análise dos parâmetros biométricos :**

- Monitorizar os parâmetros biométricos dos doentes, como os níveis de glicose no sangue, colesterol, pressão arterial e lípidos no sangue, para avaliar a sua saúde metabólica e cardiovascular.

- Exemplo: Realizar análises sanguíneas regulares para monitorizar os níveis de glicose, hemoglobina glicada, lípidos e outros marcadores da saúde metabólica em doentes com diabetes.

4. **Avaliação dos sintomas :**

- Perguntar aos doentes sobre sintomas nutricionais como fadiga, náuseas, problemas gastrointestinais, etc., para avaliar o impacto da sua alimentação no seu bem-estar geral.

- Exemplo: Utilizar questionários normalizados sobre a qualidade de vida relacionada com a nutrição para avaliar os sintomas e o bem-estar dos doentes com doenças gastrointestinais.

5. **Acompanhamento do crescimento e do desenvolvimento :**

- Para as crianças, monitorizar o crescimento e o desenvolvimento físico, cognitivo e psicossocial para avaliar o impacto do seu regime alimentar na sua saúde geral.

- Exemplo: Utilizar curvas de crescimento para monitorizar o crescimento do peso, a altura e o desenvolvimento motor de bebés e crianças pequenas.

6. **Avaliação da satisfação dos doentes :**

- Recolher os comentários e as impressões dos doentes sobre a sua dieta e experiência nutricional para avaliar a sua satisfação e adesão às recomendações dietéticas.

- Exemplo: Administrar inquéritos de satisfação aos pacientes para avaliar a satisfação com a dieta oferecida e identificar potenciais áreas de melhoria.

A combinação destes diferentes métodos de acompanhamento permite obter uma visão completa da evolução nutricional do doente e identificar as adaptações necessárias para otimizar a sua saúde e o seu bem-estar. É aconselhável adaptar a monitorização às necessidades individuais de cada doente e trabalhar em estreita colaboração com uma equipa de saúde multidisciplinar para garantir uma gestão nutricional eficaz.

15.2 Avaliação da satisfação dos doentes e dos prestadores de serviços

A avaliação da satisfação dos doentes e dos prestadores de cuidados de saúde é essencial para compreender a eficácia das intervenções nutricionais, a experiência dos doentes e o impacto global dos cuidados de saúde. Seguem-se alguns pormenores e exemplos de como avaliar a satisfação dos doentes e dos prestadores de cuidados de saúde:

1. Questionários de satisfação dos pacientes:

- Administrar questionários estruturados aos pacientes para recolher as suas opiniões, preocupações e sugestões sobre os serviços de nutrição e os cuidados que receberam.
- Exemplo: um questionário de satisfação pós-consulta em que os

pacientes avaliam a qualidade da informação fornecida, a simpatia do pessoal e a sua satisfação global com a experiência da consulta de nutrição.

2. Entrevistas individuais :

- Realizar entrevistas individuais com os pacientes para saber mais sobre a sua experiência, compreender as suas necessidades e expectativas e recolher feedback qualitativo.

- Exemplo: Uma entrevista estruturada com um doente para discutir as suas percepções sobre a relevância das recomendações dietéticas e a forma como estas foram implementadas na sua vida quotidiana. **3. Grupos de discussão:**

- Organize grupos de discussão com os doentes para explorar temas específicos, partilhar experiências semelhantes e incentivar uma comunicação aberta.

- Exemplo: um grupo de discussão com doentes diabéticos para debater os desafios que enfrentam na gestão da sua dieta e para partilhar estratégias de sucesso.

4. Avaliação das queixas e observações :

- Monitorizar e analisar as queixas, comentários e sugestões dos doentes para identificar as áreas a melhorar e resolver as preocupações.

- Exemplo: monitorizar os comentários dos doentes deixados em plataformas de redes sociais, inquéritos de satisfação ou formulários de feedback em estabelecimentos de saúde.

5. Avaliação da satisfação dos prestadores de cuidados :

- Recolher as impressões e opiniões dos prestadores de cuidados sobre a qualidade dos serviços de nutrição, a colaboração interprofissional e a sua satisfação global com a prestação de cuidados.
- Exemplo: um inquérito anónimo a médicos, enfermeiros e outros profissionais de saúde para avaliar a sua perceção da eficácia dos serviços de nutrição na gestão dos doentes.

6. Análise dos dados operacionais :

- Analisar dados operacionais, como tempos de espera, taxas de faltas a consultas e tempos de tratamento, para avaliar a eficácia dos serviços de nutrição do ponto de vista do doente.
- Exemplo: controlo do tempo médio de espera para uma consulta com um nutricionista e comparação com os objectivos de tempo fixados pelo estabelecimento de saúde.

Ao utilizar estes métodos para avaliar a satisfação dos doentes e dos prestadores de serviços, podem ser recolhidas informações valiosas para melhorar a prestação de serviços de nutrição, aumentar a participação dos doentes e melhorar os resultados globais em matéria de saúde. Recomenda-se que estas avaliações sejam implementadas numa base regular e contínua para garantir a melhoria contínua da qualidade dos cuidados.

15.3 Reajustamento das ementas e dos alimentos terapêuticos em função dos resultados obtidos

A adaptação dos menus e dos alimentos terapêuticos em função dos resultados obtidos é uma etapa essencial para otimizar a eficácia das intervenções nutricionais e responder às novas necessidades dos pacientes. Seguem-se alguns pormenores e exemplos de como proceder a estes ajustes:

1. Análise dos primeiros resultados :

- Avaliar os resultados de intervenções nutricionais anteriores, comparando os dados iniciais com os dados actuais, como a composição corporal, os parâmetros biométricos, os hábitos alimentares e os sintomas.

2. Identificar as necessidades emergentes:

- Identificar novas necessidades nutricionais ou problemas de saúde emergentes nos pacientes, tendo em conta as alterações das condições médicas, os objectivos do tratamento e as preferências individuais.

3. Revisão dos objectivos nutricionais :

- Rever os objectivos nutricionais com base nos resultados obtidos e nas necessidades identificadas, ajustando a ingestão de calorias, nutrientes específicos e outros componentes da dieta de acordo com as necessidades individuais dos pacientes.

- Exemplo: Aumentar a ingestão de proteínas para um doente a recuperar de uma cirurgia ou de uma lesão, ou reduzir a ingestão de sódio para um doente hipertenso.

4. Adaptação dos menus :

- Modificar os menus para melhor satisfazer as necessidades

nutricionais identificadas, introduzindo novos alimentos, ajustando as porções e modificando os métodos de preparação de acordo com as preferências e restrições alimentares dos pacientes.

- Exemplo: Incluir mais fontes de ferro nas refeições para um doente com anemia, ou oferecer opções sem glúten para um doente celíaco.

5. Acompanhamento e vigilância contínuos :

- Acompanhar de perto o progresso dos doentes após os ajustamentos dietéticos para avaliar a sua resposta e adesão aos novos planos dietéticos.

- Exemplo: Efetuar visitas regulares de acompanhamento para monitorizar as alterações de peso, composição corporal e parâmetros biométricos, e para obter feedback dos pacientes sobre os seus novos hábitos alimentares.

6. Colaboração interprofissional :

- Colaborar com outros profissionais de saúde, como médicos, enfermeiros e terapeutas, para partilhar informações sobre a evolução dos doentes e ajustar os planos de tratamento de uma forma holística.

- Exemplo: Discutir os resultados nutricionais com a equipa de cuidados para determinar se são necessários ajustes noutras áreas de tratamento para apoiar os objectivos nutricionais.

Ao ajustar regularmente os menus e os alimentos terapêuticos de acordo com os resultados obtidos, é possível otimizar a eficácia das intervenções nutricionais, satisfazer as necessidades em constante mudança dos doentes e promover resultados positivos a longo prazo em termos de saúde. Recomenda-se que os planos alimentares continuem a ser monitorizados e ajustados à medida que as condições médicas e os objectivos de tratamento dos doentes evoluem.

CAPÍTULO 16: DESAFIOS E SOLUÇÕES NA PREPARAÇÃO DE MENUS E ALIMENTOS TERAPÊUTICOS

Introdução

A preparação de menus e alimentos terapêuticos é uma tarefa complexa que pode ser confrontada com uma variedade de desafios. Estes desafios podem incluir restrições nutricionais rigorosas, preferências alimentares individuais, restrições orçamentais e restrições logísticas. Cada desafio requer uma abordagem ponderada e soluções adaptadas para garantir que as necessidades nutricionais dos doentes são satisfeitas de forma segura e eficaz. Neste capítulo sobre os desafios e soluções na preparação de menus e alimentos terapêuticos, iremos analisar em pormenor as barreiras comuns enfrentadas pelos profissionais de nutrição e de saúde, bem como as estratégias práticas para as ultrapassar. Iremos analisar os desafios de gerir as restrições nutricionais, satisfazer as preferências alimentares dos doentes, gerir recursos limitados e os desafios logísticos associados à preparação e distribuição de alimentos terapêuticos.

O objetivo desta série é fornecer aos profissionais de saúde, nutricionistas, dietistas e outros profissionais envolvidos na preparação de menus e alimentos terapêuticos, o conhecimento e as ferramentas necessárias para responder eficazmente a estes desafios.

Ao compreender os potenciais obstáculos e aprender a implementar soluções práticas, é possível otimizar a qualidade dos cuidados nutricionais e melhorar os resultados de saúde dos doentes.

Neste capítulo, vamos explorar vários aspectos dos desafios e soluções envolvidos na preparação de menus e alimentos terapêuticos, destacando exemplos concretos e boas práticas para responder a estes desafios de forma eficaz e eficiente.

16.1 Desafios logísticos e financeiros associados à preparação e fornecimento de alimentos terapêuticos

Os desafios logísticos e financeiros associados à preparação e fornecimento de alimentos terapêuticos podem constituir barreiras significativas à prestação de cuidados nutricionais eficazes. Seguem-se alguns pormenores e exemplos destes desafios, bem como potenciais soluções

1. Logística de armazenamento e distribuição :

- Desafio: os alimentos terapêuticos requerem frequentemente condições específicas de armazenamento e manuseamento para garantir a sua eficácia e segurança. A gestão destas exigências logísticas pode ser complexa, nomeadamente nos estabelecimentos de saúde ou em ambientes com recursos limitados.
- Solução: implementar sistemas eficientes de gestão de stocks, incluindo protocolos adequados de receção, armazenamento e distribuição. A utilização de tecnologias como o rastreio por código de barras ou a gestão informatizada de stocks também pode ajudar a otimizar os processos.
- Exemplo: nos estabelecimentos de saúde, criar zonas de armazenamento específicas com condições de temperatura e humidade controladas para alimentos terapêuticos sensíveis.

2. Custo elevado dos alimentos terapêuticos :

- Desafio: os alimentos terapêuticos especiais podem ser caros, o que pode representar um desafio financeiro para os indivíduos, famílias ou instituições de saúde, especialmente quando são necessárias grandes quantidades durante um longo período.

- Solução: procurar fornecedores que ofereçam preços competitivos e opções de compra a granel. Explorar as possibilidades de reembolso por programas de seguros de saúde ou pelos governos, bem como subsídios ou programas de apoio disponíveis para pessoas com baixos rendimentos.

- Por exemplo: negociar acordos com fornecedores para obter preços reduzidos em alimentos terapêuticos através da compra de grandes quantidades ou estabelecer parcerias com organizações de caridade.

3. Disponibilidade limitada de alimentos específicos :

- Desafio: alguns alimentos terapêuticos podem ser difíceis de encontrar ou obter, particularmente em áreas remotas ou países em desenvolvimento onde o acesso a produtos alimentares especializados é limitado.

- Solução: explorar alternativas locais ou substituições para alimentos difíceis de encontrar. Estabelecer parcerias com fornecedores ou agricultores locais para obter produtos específicos, ou considerar programas de distribuição ou transporte para zonas remotas.

- Exemplo: utilizar alimentos locais ricos em nutrientes para substituir os alimentos terapêuticos importados, por exemplo, utilizando leguminosas e cereais locais como fontes de proteínas e de hidratos de carbono complexos.

Ao ultrapassar estes desafios logísticos e financeiros com soluções criativas e abordagens estratégicas, é possível garantir um fornecimento eficaz e eficiente de alimentos terapêuticos, contribuindo assim para melhorar a saúde e o bem-estar dos doentes.

16.2 Soluções para ultrapassar os obstáculos à integração de alimentos terapêuticos nas ementas

A integração de alimentos terapêuticos nos menus pode enfrentar uma série de obstáculos, incluindo restrições nutricionais, preferências alimentares individuais e limitações logísticas. Seguem-se algumas soluções para ultrapassar estes obstáculos, com pormenores e exemplos:

1. Trabalhar com nutricionistas e dietistas:

- Solução: trabalhar em estreita colaboração com profissionais de nutrição para elaborar ementas equilibradas e adaptadas às necessidades nutricionais específicas dos doentes. - Exemplo: um nutricionista pode ajudar a conceber menus para doentes diabéticos, tendo em conta a ingestão de hidratos de carbono, o índice glicémico e a forma como as refeições são distribuídas ao longo do dia.

2. Formação dos cozinheiros e do pessoal de cozinha :

- Solução: formar o pessoal da cozinha na preparação de alimentos terapêuticos, centrando-se em técnicas de cozinha saudáveis e na substituição adequada de ingredientes.
- Exemplo: organizar sessões de formação em que os cozinheiros

aprendem a preparar refeições com baixo teor de sódio para os doentes hipertensos ou alternativas sem glúten para os doentes celíacos.

3. **Diversificação das opções alimentares :**

- Solução: oferecer uma variedade de alimentos terapêuticos para satisfazer as diferentes necessidades nutricionais e as preferências alimentares dos doentes.
- Exemplo: oferecer alternativas veganas ou opções de proteínas à base de plantas para os doentes que preferem uma dieta à base de plantas ou para os que têm restrições alimentares de origem animal.

4. **Integração progressiva nos menus existentes:**

- Solução: introduzir gradualmente alimentos terapêuticos nas ementas existentes, combinando-os com pratos familiares para tornar a transição mais suave.
- Exemplo: Adicione legumes ricos em fibras e cereais integrais a pratos tradicionais, como sopas, guisados ou saladas, para aumentar o seu valor nutricional.

5. **Avaliação regular da satisfação dos pacientes:**

- Solução: recolher o feedback dos doentes sobre as refeições terapêuticas para avaliar a sua aceitabilidade e satisfação e efetuar ajustamentos com base no seu feedback.
- Exemplo: administrar regularmente inquéritos de satisfação em que os pacientes possam dar a sua opinião sobre os menus e fazer sugestões de melhoria.

Através da implementação destas soluções e da adoção de uma

abordagem colaborativa e centrada no doente, é possível ultrapassar as barreiras à integração de alimentos terapêuticos nas ementas, garantindo assim que os doentes recebem uma dieta adequada e benéfica para a sua saúde.

16.3 O papel dos profissionais de saúde e dos agentes comunitários na promoção da nutrição terapêutica

Os profissionais de saúde e os trabalhadores comunitários desempenham um papel crucial na promoção da nutrição terapêutica, fornecendo informações, conselhos e apoio aos indivíduos para otimizar a sua saúde nutricional. Eis alguns pormenores e exemplos do seu papel:

1. Educação e sensibilização :

- Os profissionais de saúde e os agentes comunitários podem sensibilizar para os benefícios de um regime alimentar saudável e equilibrado e para a importância da nutrição terapêutica na gestão das doenças crónicas e das condições médicas.
- Exemplo: organização de sessões de educação nutricional em escolas, centros de saúde ou centros comunitários para ensinar às pessoas os princípios de uma dieta equilibrada e estratégias para melhorar a sua saúde nutricional.

2. Avaliação e prescrição nutricional :

- Os profissionais de saúde, como médicos, nutricionistas e dietistas, podem avaliar as necessidades nutricionais individuais dos doentes e prescrever dietas terapêuticas adaptadas às suas condições médicas específicas.

- Exemplo: um nutricionista prescreve uma dieta pobre em sódio e rica em potássio a um doente hipertenso para reduzir a tensão arterial e prevenir complicações cardiovasculares. **3. Aconselhamento e apoio :**

- Fornecer aconselhamento e apoio personalizado aos indivíduos para os ajudar a implementar mudanças positivas no regime alimentar e a manter hábitos alimentares saudáveis a longo prazo.

- Exemplo: um enfermeiro dá conselhos sobre o planeamento de refeições e estratégias para gerir os desejos de comida de um doente diabético para melhorar o controlo glicémico.

4. Promover o acesso a alimentos terapêuticos :

- As partes interessadas da comunidade podem desempenhar um papel na promoção do acesso a alimentos terapêuticos, trabalhando com fornecedores locais, organizações governamentais e instituições de caridade para facilitar a distribuição destes alimentos às pessoas necessitadas.

- Exemplo: uma organização comunitária está a trabalhar com bancos alimentares locais para incluir alimentos terapêuticos nos cabazes alimentares distribuídos às famílias com baixos rendimentos.

5. Educação e apoio aos prestadores de cuidados :

- Fornecer informações e recursos aos prestadores de cuidados e aos membros da família para os ajudar a apoiar eficazmente os indivíduos que seguem dietas terapêuticas.

- Exemplo: organização de seminários de formação para os familiares prestadores de cuidados sobre a preparação de refeições adaptadas às necessidades nutricionais específicas dos idosos ou das pessoas com doenças crónicas.

Trabalhando em conjunto, os profissionais de saúde e as partes interessadas da comunidade podem desempenhar um papel central na promoção da nutrição terapêutica, ajudando os indivíduos a atingir os seus objectivos de saúde nutricional e melhorando os resultados globais de saúde na comunidade.

CAPÍTULO 17: ESTUDOS DE CASOS E APLICAÇÕES PRÁTICAS

Introdução

A introdução de estudos de casos e aplicações práticas no domínio da terapia nutricional constitui uma oportunidade valiosa para aplicar os conhecimentos teóricos a situações da vida real e para compreender como os princípios da nutrição são implementados na prática clínica. Nesta série, iremos explorar diferentes estudos de casos e aplicações práticas que abrangem uma vasta gama de condições médicas, necessidades nutricionais específicas e contextos de cuidados de saúde.

O objetivo destes estudos de caso é fornecer exemplos concretos de como os profissionais de saúde podem avaliar, planear e implementar intervenções nutricionais eficazes para satisfazer as necessidades individuais dos doentes. Cada estudo de caso será acompanhado de uma análise pormenorizada, destacando as considerações clínicas, as decisões de tratamento e os resultados.

As aplicações práticas permitirão aos profissionais de saúde adquirir uma compreensão prática dos conceitos nutricionais e aprender a adaptar as recomendações nutricionais às necessidades específicas dos doentes. As aplicações também fornecerão conselhos práticos sobre o planeamento de refeições, a preparação de alimentos terapêuticos e a gestão de desafios nutricionais encontrados na prática clínica.

Ao explorar estes estudos de caso e aplicações práticas, os profissionais de saúde ficarão mais bem equipados para tomar decisões informadas sobre a terapia nutricional, melhorar a qualidade dos cuidados nutricionais prestados e obter resultados positivos para a saúde dos seus doentes.

17.1 Análise de casos específicos de planificação de menus terapêuticos

Vejamos dois casos concretos de planeamento de menus terapêuticos:

Caso 1: Tratamento da diabetes tipo 2 num adulto :

Doente: Sr. Smith, 55 anos, a quem foi recentemente diagnosticada diabetes de tipo 2.

Avaliação inicial: O Sr. Smith tem um IMC elevado e um estilo de vida sedentário. A sua história clínica revela uma tensão arterial elevada. Come regularmente refeições ricas em hidratos de carbono e gorduras saturadas.

Objectivos nutricionais :

1. Controlar os níveis de açúcar no sangue, regulando a ingestão de hidratos de carbono.
2. Incentivar a perda de peso moderada para reduzir a resistência à insulina.
3. Reduzir a ingestão de sódio para controlar a tensão arterial elevada.

Plano de menu terapêutico :

- Pequeno-almoço: Omeleta de legumes com abacate fatiado.
- Almoço: Salada de frango grelhado com molho de azeite, legumes verdes cozidos a vapor.
- Lanche da tarde: Iogurte grego simples com frutos silvestres.

- Jantar: Peixe assado com quinoa e legumes assados.

- Lanche da noite: Uma mão-cheia de nozes sem sal.

Justificação:

- As refeições são ricas em proteínas e fibras, o que ajuda a controlar os níveis de açúcar no sangue e a promover a saciedade.

- As gorduras saudáveis presentes no abacate e no azeite ajudam a regular os níveis de açúcar no sangue e a reduzir a inflamação.

- Controlar o tamanho das porções e limitar os hidratos de carbono simples ajuda a evitar picos de açúcar no sangue.

- Reduzir a ingestão de sódio ajuda a controlar a tensão arterial elevada.

Caso 2: Tratamento da hipertensão no adulto :

Doente: Sra. Johnson, 65 anos, com hipertensão não controlada.

Avaliação inicial: A Sra. Johnson tem um IMC normal, mas tem um consumo elevado de sódio e baixo de potássio. Consome regularmente alimentos processados e fast food.

Objectivos nutricionais :

1. Reduzir a ingestão de sódio para controlar a tensão arterial.

2. Aumentar a ingestão de potássio para promover a saúde cardiovascular.

3. Incentivar uma dieta equilibrada com baixo teor de gorduras saturadas.

Plano de menu terapêutico :

- Pequeno-almoço: Flocos de aveia cozidos em leite de amêndoa, cobertos com bananas cortadas às rodelas e nozes.
- Almoço: Sandes de frango grelhado em pão integral com salada de espinafres e tomate.
- Lanche da tarde: Legumes frescos com húmus.
- Jantar: Peixe cozido a vapor com arroz integral e legumes cozidos a vapor.
- Lanche da noite : Iogurte grego simples com rodelas de kiwi.

Justificação:

- Os alimentos ricos em potássio, como as bananas, os legumes e os produtos lácteos com baixo teor de gordura, ajudam a baixar a tensão arterial.
- Limitar os alimentos ricos em sódio, como os alimentos processados e as refeições prontas, ajuda a reduzir a tensão arterial.
- As gorduras saudáveis das nozes e do abacate contribuem para a saúde cardiovascular.

Em ambos os casos, o planeamento das ementas é adaptado às necessidades específicas dos pacientes para ajudar a gerir as suas condições médicas subjacentes, promovendo simultaneamente uma dieta equilibrada e nutritiva.

17.2 Desenvolvimento de menus terapêuticos para diferentes populações e condições médicas

O desenvolvimento de menus terapêuticos adaptados a diferentes populações e condições médicas requer uma abordagem personalizada baseada nas necessidades nutricionais específicas e nos objectivos do tratamento. Seguem-se pormenores e exemplos para várias populações e condições médicas comuns:

1. **Diabetes tipo 2 em adultos:**

- Objectivos nutricionais :

Controlar os níveis de açúcar no sangue, promover a perda de peso e reduzir o risco de complicações cardiovasculares.

- Exemplo de menu: Pequeno-almoço: Omeleta de legumes. Almoço: Salada de quinoa com feijão preto. Jantar: Salmão grelhado com brócolos e batata doce.

2. **Hipertensão nos idosos:**

- Objectivos nutricionais :

Reduzir a ingestão de sódio, aumentar a ingestão de potássio, promover a saúde cardiovascular.

- Exemplo de menu: Pequeno-almoço: papas de aveia com frutos silvestres e amêndoas. Almoço: Sanduíche de peru em pão integral com salada de pepino e tomate. Jantar: Frango assado com batata doce e feijão verde.

3. **Doença renal crónica :**

- Objectivos nutricionais :

Limitar a ingestão de proteínas, fósforo e potássio e controlar a tensão arterial.

- Exemplo de menu: Pequeno-almoço: Batido de fruta com leite de amêndoa. Almoço: Salada de frango grelhado com abacate e legumes verdes. Jantar: Peixe branco escalfado com arroz branco e espargos.

4. **Controlo do peso nos adolescentes :**

- Objectivos nutricionais: Incentivar uma dieta equilibrada, promover a atividade física, evitar dietas restritivas.
- Exemplo de menu: Pequeno-almoço: Iogurte grego com granola e fruta fresca. Almoço: Wrap de frango grelhado e legumes com legumes crus e húmus. Jantar: Esparguete de courgette com molho de tomate caseiro e almôndegas magras.

5. **Doença celíaca em crianças :**

- Objectivos nutricionais :

Eliminar o glúten, assegurar uma ingestão adequada de nutrientes, evitar a contaminação cruzada. - Exemplo de menu: Pequeno-almoço: Flocos de milho cozidos em leite de amêndoa com fruta. Almoço: Sanduíche de fiambre e alface sem glúten em pão de milho. Jantar: Frango grelhado com quinoa e legumes salteados.

6. **Cancro em tratamento :**

- Objectivos nutricionais: Manter um peso corporal estável, prevenir a subnutrição, apoiar o sistema imunitário.
- Exemplo de menu: Pequeno-almoço: Batido de proteínas com espinafres e bagas. Almoço: Salada de frango com abacate e sementes de girassol. Jantar: Peixe assado com batata doce e brócolos.

Ao desenvolver menus terapêuticos específicos para cada população e condição médica, é possível satisfazer as necessidades nutricionais únicas dos indivíduos, promovendo simultaneamente a sua saúde e bem-estar globais.

17.3 Apresentação de experiências práticas de preparação e aplicação de menus terapêuticos

A apresentação de experiências práticas na preparação e implementação de menus terapêuticos oferece uma visão valiosa dos desafios encontrados e das melhores práticas desenvolvidas para ultrapassar esses desafios. Seguem-se alguns pormenores e exemplos baseados em experiências reais:

1. Gestão da nutrição terapêutica num centro de cuidados continuados :

- Experiência: Num centro de cuidados continuados, uma equipa multidisciplinar que incluía dietistas, enfermeiros e cozinheiros trabalhou em conjunto para desenvolver menus adaptados às necessidades dos residentes, muitos dos quais sofriam de doenças como a diabetes, a hipertensão e a disfagia.
- Detalhes: Os menus foram concebidos para fornecer refeições equilibradas, adaptadas às restrições alimentares individuais e às necessidades médicas específicas de cada residente. Foram adoptadas estratégias para satisfazer as preferências alimentares e garantir a segurança alimentar dos residentes, tendo em conta as texturas adequadas para os que têm dificuldades em engolir.
- Exemplo: O menu incluía opções com baixo teor de sódio, alternativas sem açúcar para as sobremesas e refeições misturadas ou picadas para os residentes com problemas de deglutição.

2. Programa de nutrição terapêutica numa cirurgia dietética:

- Experiência: Um gabinete de dietética criou um programa de nutrição terapêutica para pacientes que sofrem de doenças metabólicas como a diabetes e a hipercolesterolemia.

- Detalhes: Os nutricionistas elaboraram ementas personalizadas para cada doente, tendo em conta as suas necessidades nutricionais específicas, as suas preferências alimentares e o seu estilo de vida. Foram organizadas sessões de aconselhamento individual para educar os doentes sobre a gestão da sua dieta, incluindo a leitura dos rótulos nutricionais, o planeamento das refeições e a gestão de situações sociais.

- Exemplo: Um doente diabético beneficiou de um programa de nutrição terapêutica que envolveu uma redução da ingestão de hidratos de carbono simples, um aumento da fibra alimentar e uma distribuição equilibrada das refeições ao longo do dia. O doente foi encorajado a incluir uma variedade de alimentos de baixo índice glicémico na sua dieta diária e a controlar regularmente os seus níveis de glicose no sangue para avaliar os progressos.

3. Iniciativa de nutrição terapêutica numa clínica de saúde comunitária :

- Experiência: Uma clínica de saúde comunitária lançou uma iniciativa de nutrição terapêutica para membros da comunidade em risco de doença cardiovascular.

- Pormenores: Foram organizados workshops educativos para ensinar aos participantes os princípios de uma alimentação saudável e equilibrada, bem como estratégias práticas para implementar estas mudanças na sua vida quotidiana. Foram organizadas sessões de demonstração de cozinha para mostrar aos participantes como preparar refeições saudáveis e saborosas em casa, utilizando ingredientes acessíveis e facilmente disponíveis.

- Exemplo: Um participante na iniciativa aprendeu a preparar refeições à base de cereais integrais, proteínas magras e legumes coloridos. Seguindo os conselhos nutricionais dados nos seminários, o participante conseguiu reduzir o seu peso, melhorar o seu perfil lipídico e baixar a sua tensão arterial.

Ao partilhar estas experiências práticas, os profissionais de saúde podem beneficiar das lições aprendidas e das estratégias eficazes desenvolvidas para fornecer uma nutrição terapêutica de qualidade aos indivíduos numa variedade de contextos de cuidados de saúde.

CONCLUSÃO

Em conclusão, o "Guide Pratique de la Nutrition en Milieu de Soins en République Démocratique du Congo : Préparation des Menus et Aliments Thérapeutiques" é um recurso indispensável para todos aqueles que se esforçam por assegurar uma nutrição adequada e terapêutica aos pacientes nos estabelecimentos de saúde congoleses. O seu conteúdo rico em informações e os seus conselhos práticos fazem dele um instrumento precioso para promover a saúde e o bem-estar das populações no contexto específico da RDC.

ANEXO: PERSPECTIVAS PARA O FUTURO DA NUTRIÇÃO NOS CONTEXTOS DE CUIDADOS DE SAÚDE NA REPÚBLICA DEMOCRÁTICA DO CONGO

As perspectivas para o futuro da nutrição nos estabelecimentos de saúde na República Democrática do Congo são promissoras, mas requerem uma atenção contínua e esforços concertados. Eis algumas das principais perspectivas para melhorar a nutrição nas instalações de cuidados de saúde na RDC:

1. **Reforço das infra-estruturas e dos recursos humanos:** investir na melhoria das infra-estruturas e dos recursos humanos das unidades de saúde é essencial para garantir serviços nutricionais de qualidade. Isto inclui a formação e a atualização das competências do pessoal de saúde, bem como a melhoria do equipamento e das instalações de cozinha.
2. **Integração da nutrição nas políticas de saúde pública:** a integração da nutrição nas políticas de saúde pública é necessária para garantir que a nutrição seja uma prioridade nos programas nacionais de saúde. Isto implica o desenvolvimento e a aplicação de políticas para promover uma alimentação saudável, prevenir a subnutrição e melhorar a qualidade dos cuidados nutricionais.
3. **Promoção do aleitamento materno e da nutrição infantil:** a promoção do aleitamento materno exclusivo e de uma nutrição infantil adequada é crucial para a prevenção da subnutrição em bebés e crianças pequenas. Devem ser desenvolvidas iniciativas de

sensibilização e de apoio para incentivar práticas óptimas de amamentação e de diversificação dos regimes alimentares.

4. **Colaboração intersectorial:** a nutrição é uma área que requer uma abordagem intersectorial, envolvendo a colaboração entre o sector da saúde, a agricultura, a educação e outros sectores relevantes. Ao promover a colaboração e a coordenação entre estes diferentes actores, é possível desenvolver soluções holísticas para melhorar a nutrição no país.

5. **Investigação e inovação:** A investigação e a inovação são essenciais para melhorar a compreensão dos desafios nutricionais na RDC e para desenvolver intervenções eficazes para os enfrentar. É necessário investir na investigação nutricional, incluindo a investigação operacional e a implementação de estudos-piloto para avaliar a eficácia das intervenções.

Ao implementar estas perspectivas para o futuro, a República Democrática do Congo pode avançar para cuidados de saúde mais nutritivos e holísticos, melhorando a saúde e o bem-estar da sua população.

REFERÊNCIAS BIBLIOGRÁFICAS

- **Associação Americana de Diabetes. (2019).** Livro de receitas da Associação Americana de Diabetes (2ª ed.). Alexandria, VA: Associação Americana de Diabetes.

- **Associação Americana do Coração. (2017**). American Heart Association Healthy Fats, LowChol Cookbook: Delicious Recipes to Help Reduce Bad Fats and Lower Your Cholesterol. Nova Iorque, NY: Harmony.

- **Elsevier.Thomas, B., Bishop, J., & Beller, E. M. (2013).** Textura-Modified Food for Improving the Oral Intake of Older Adults in Long-Term Care Facilities: A Systematic Review (Alimentos Modificados para Melhorar a Ingestão Oral de Idosos em Instituições de Cuidados de Longa Duração: Uma Revisão Sistemática). Journal of the American Medical Diretors Association, 14(2), 119-130. https: //doi.org/ 10.1016/j.jamda.2012.08.006

- **Escott-Stump, S. (2012).** Nutrição e cuidados relacionados com o diagnóstico (7ª ed.). Philadelphia, PA: Lippincott Williams & Wilkins.

- **Heller, M. (2012).** O plano de ação da dieta DASH: comprovado para reduzir a pressão arterial e o colesterol sem medicação. Nova Iorque, NY: Grand Central Life & Style.

- **Katz, D. L., & Meller, S. (2014).** Podemos dizer qual dieta é melhor para

Saúde? Revista Anual de Saúde Pública, 35(1), 83-103. https://doi.org/10.1146/annurev-publhealth-032013-182351 **Kopple, J. D., & National Kidney Foundation. (2013**). National Kidney

Foundation Primer on Kidney Diseases (6ª ed.). Philadelphia, PA: Elsevier/Saunders.

- **Krause, M. V., Mahan, L. K., & Escott-Stump, S. (2017).** Alimentos, nutrição e dietoterapia (14ª ed.). St. Louis, MO: Elsevier.
- **Lee, R. D., & Nieman, D. C. (2018).** Avaliação Nutricional (7ª ed.). Nova Iorque: McGrawHill Education.
- **Mahan, L. K., & Raymond, J. L. (2016**). Krause's Food & the Nutrition Care Process (14ª ed.). St. Louis, MO: Elsevier.
- Satia, J. A. (2010). Dietary Acculturation and the Nutrition Transition: An Overview (Aculturação alimentar e transição nutricional: uma visão geral). Applied Physiology, Nutrition, and Metabolism, 35(2), 219-223. https://doi.org/10.1139/H10-007
- Sobal, J. (2001). Food System Globalization, Eating Transformations, and Nutrition Transitions (Globalização do Sistema Alimentar, Transformações Alimentares e Transições Nutricionais). Em M. Douglas & S. L. Mical (Eds.), Food Matters: Perspectives on an Emerging Field (pp. 99-114). Ithaca, NY: Cornell University Press.
- **Sullivan, S. (2016).** Guia de dieta gourmet para saúde renal e livro de receitas. Plataforma de publicação independente do CreateSpace.
- **Williams, L. (2019**). Fundamentos de Nutrição e Dietoterapia (12ª ed.). St. Louis, MO:
- Elsevier.
- **Whitney, E., Rolfes, S. R., Crowe, T., & Cameron-Smith, D. (2016).** Compreender
- Nutrition: Australian and New Zealand Edition (2ª ed.). South Melbourne, VIC: Cengage Learning Australia.

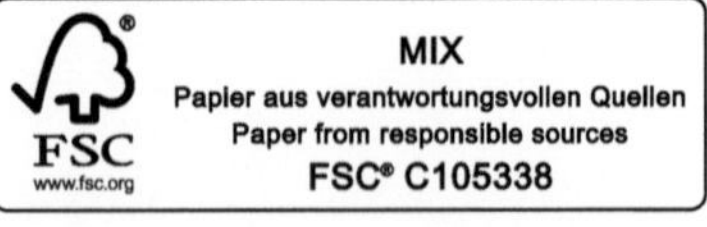

Printed by Books on Demand GmbH, Norderstedt / Germany